田安石的
碳水循環飲食法

寫給因為**生酮**、**減醣**、**瘦身**而心累的你

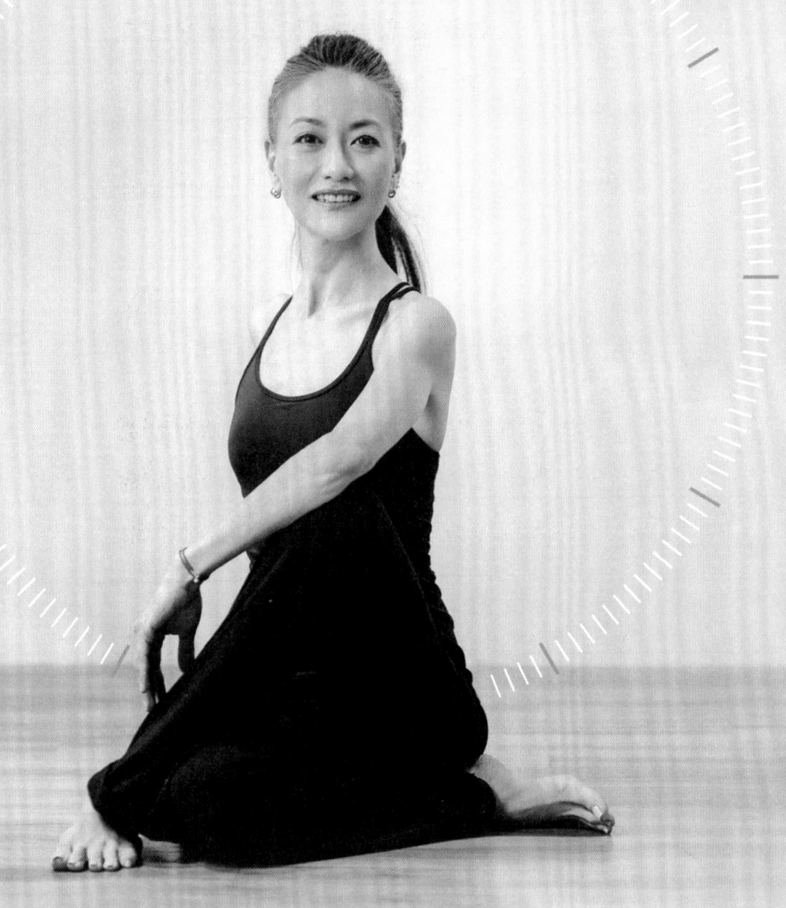

田安石 著

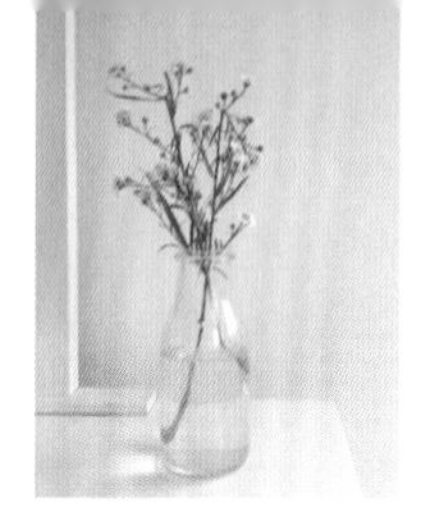

CONTENTS

006 〈推薦序〉引體向上，Go！ 黑哲教練

008 〈推薦序〉健美健身的關鍵 郭婕博士

012 〈推薦序〉名模之美 王家玄博士

014 〈推薦序〉獨立減重實踐者：攝影師的40獨白 賴小路攝影師

017 〈自　序〉這本溫暖的減重書，將帶給你食的自由

Part1

我的故事：從減脂、生酮低醣，到不再一味恐懼碳水

025 15歲，開始關注減脂話題

026 20歲，進入少吃多動的減脂時期

027 回台結婚，享受美食後再次面對減脂議題

028 33歲，生了孩子就永遠回不去了

029 用自制力克制食欲，其實太過天真

031 用自虐式運動來減脂：做有氧運動把自己操爆

032 40歲，生命在最恰當的時候出現轉折

033 在正確觀念之下調整身心：我的生酮與減醣之路

035 在這個談醣色變的大時代，我們依然每天都需要面對醣類

036 一味不吃澱粉，是被「醣恐懼」所綁架

Part2

間歇性碳水循環原理

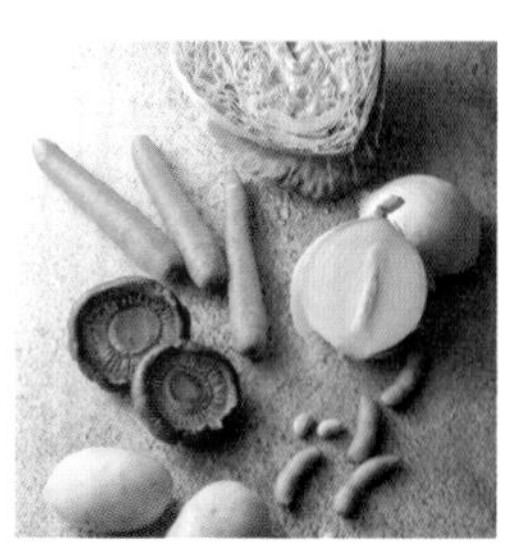

043 何謂碳水循環？
045 何謂間歇性碳水循環？
047 碳水循環的原理
051 爲什麼我們需要碳水循環？
054 碳水少了，微量元素與礦物質同時也缺乏了
057 間歇性碳水循環的12大好處
067 能覆舟亦能載舟——醣上癮的原因

Part3

間歇性碳水循環實作

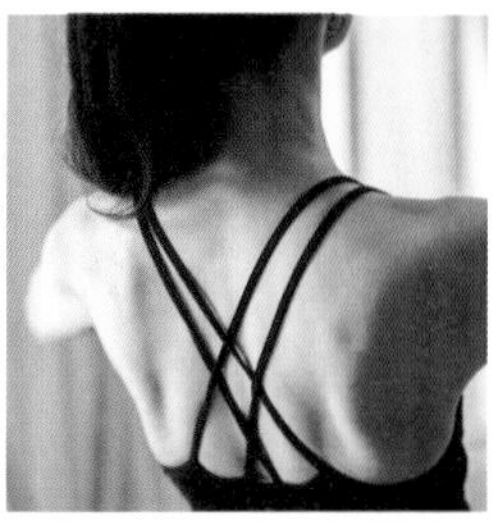

073 碳水循環飲食法與範例（初學者篇）
083 碳水循環法飲食法（進階者篇）
084 有效且正確的測量體重
089 知道自己的體型、體脂率與腰臀比
094 何謂BMR？
097 何謂TDEE？
101 計算三大營養素的攝取比例與分量

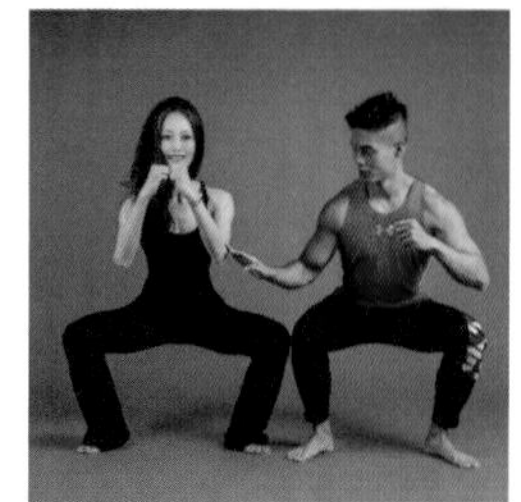

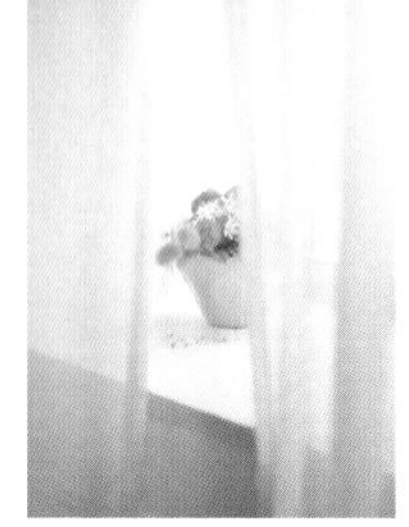

CONTENTS

107 搭上碳水循環的列車——了解自己的身體與所需

110 精算卡路里？不算卡路里？正確解讀卡路里

114 使減重更有效的12組有趣對照圖

116 黑哲教練QA小教室

Part4

食譜

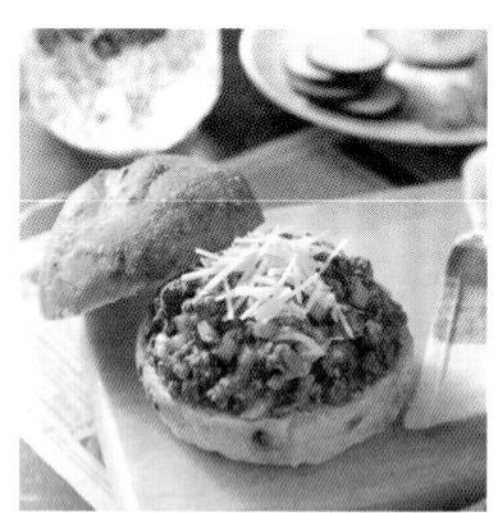

120 寫在食譜之前——繽紛的美健之路

122 大口吃飽食譜

懶人漢堡｜月見番茄牛肉封｜家常美式餐肉

快燉牛肉豆腐湯｜紅酒燉豬五花｜四季豆肉片捲

夜市鹽酥雞｜三色丁｜黑啤酒棒棒腿燒雞

田爺爺私房小雞腿｜檸檬柳橙鮭魚菲力

三色芝麻鮪魚｜水解酶抗性澱粉食材

紅米｜鷹嘴豆｜高粱米｜糙薏仁米｜各色藜麥飯

什菜高湯、柴魚昆布高湯、味噌豆腐湯

普羅旺斯焗烤｜塔香蘑菇｜祖傳私房彩虹燉菜

金沙菜豆｜冬筍豆

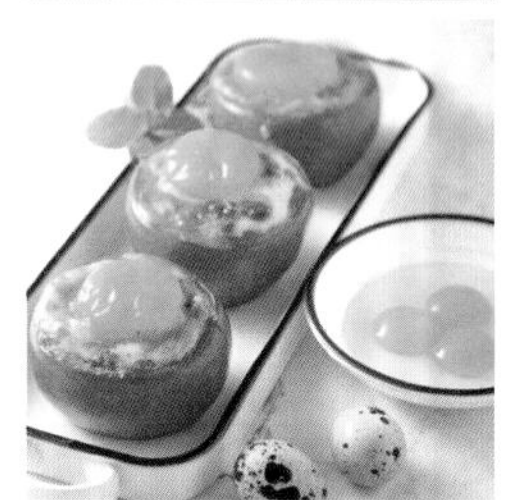

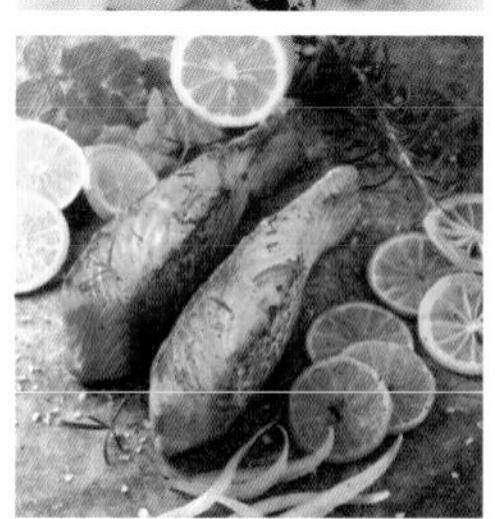

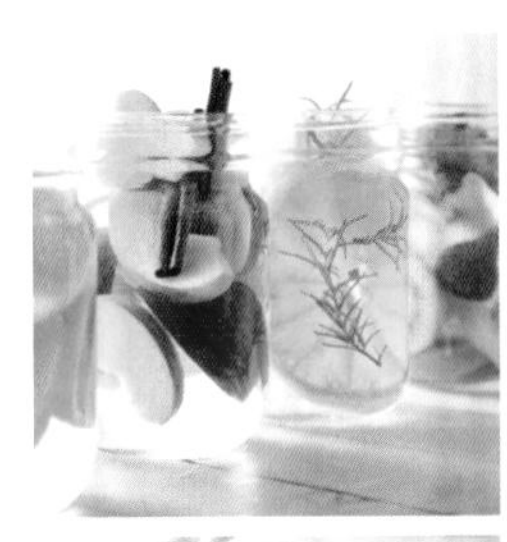

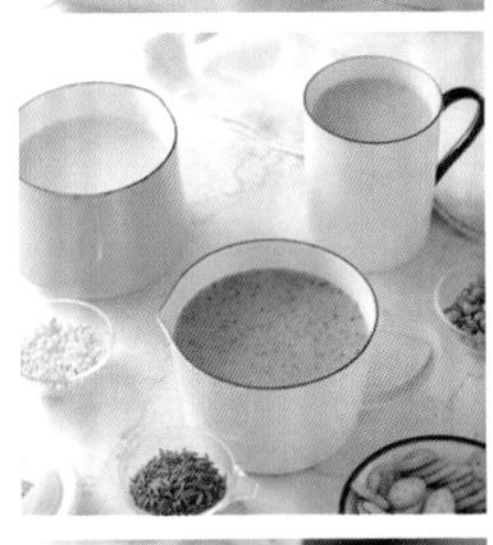

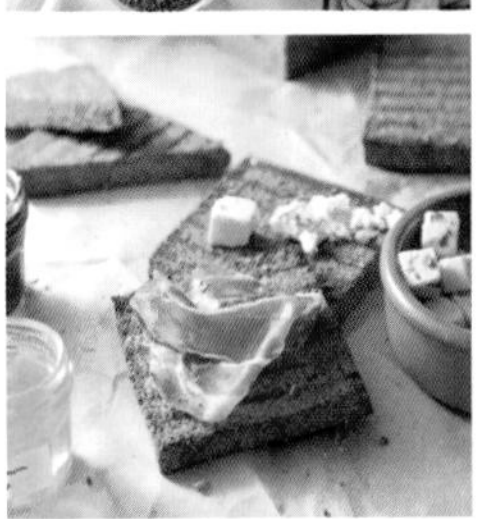

154 維生素能量飲食譜

檸檬小黃瓜薄荷飲、草莓生薑飲、檸檬甜橙飲、
黑醋栗奇異飲、水梨甜桃飲、草莓奇異飲、
鳳梨薑黃白胡椒飲、蘋果檸檬大黃瓜飲、
蘋果肉桂飲、萊姆藍莓飲、葡萄柚迷迭香飲、
哈密瓜香橙飲｜莓果冰沙

160 無奶飲品食譜

鷹嘴豆沙飲、全穀黃豆奶、全穀黑豆奶、
紅米奶、高粱奶、糙薏仁奶｜亞麻仁籽奶、
葵花子奶、南瓜子奶、星星果奶、生花生奶、
杏仁奶、胡桃奶、核桃奶、巴西果奶、沙炒花生奶、
夏威夷豆奶｜松子奶、腰果奶｜香料咖啡

176 隨做即食食譜

藍莓貝果｜熱壓三明治｜法蘭酥蕾絲脆片
拿了就走燕麥粥｜藜麥喜瑞兒早餐穀片
萬種風情藜麥蛋糕

188 附錄　4種超級好物介紹

印加果｜莧菜籽／莧籽片｜即食藜麥片｜高粱米

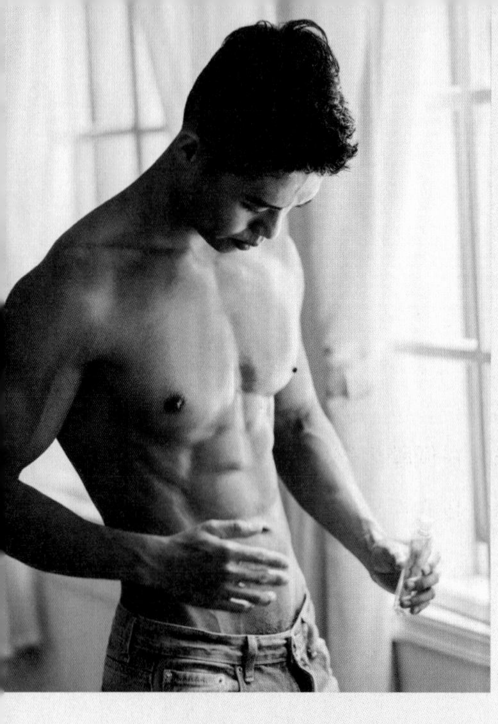

推薦序

引體向上，GO！

黑哲教練

Ann（田老師）兩年前跟我說：「教練，我想要試試看引體向上這個動作。」站在教練的角度來說，這個動作非常好，高CP值，可是強度非常高，闊背肌、核心肌群及多關節運動，是現代人需要練習、但也是很少用到的。Ann是標準的白領上班族，體脂身型雖然維護得相當好，可是心肺、肌力、及重訓觀念等都需要加強。我點點頭說：「好吧，我們循序漸進。」

健體選手是自然營養和樂在其中的訓練與努力的結果。

以專業的角度看現代人，不論各行各業，身體都太羸弱，無精打采，有一點點的駝背。我對Ann的建議，肌肉當中1g肝醣會吸收4g的水分，所以身體在長時間進食碳水不足、含水量低的狀況下，一定會精神狀況很差，而且會影響到整個能量系統。身體的70%是水，在沒有水分的狀況下，各個系統會很難運行。況且身體總是在那麼耗能的狀況下去運作，所以體重雖然控制了，但是人沒有元氣，需要適時做一些回補。

其實五年前一開始，我倒是田安石的粉絲，在低醣烘焙社團裡潛水，做了低醣歐式麵包，也在社團發了文章，剛好我的百日不吃外食減脂影片也爆紅。

我的天生個性如此，熱愛健身，一旦決定要去做，就會做到非常極致，甚至會去收集國外的營養知識、相關文獻，整合在我原有的健體學理當中。後來我可以跟Ann做極為專業上的營養對談交流，我的健身營養專業也跟Ann的低醣烘焙專業可以剛好整合在一起，觀念也大多一致。

一年半來，Ann不斷地去調整飲食、去測試，也開始願意吃碳水來做訓練，我發現她眞的有力氣了，現在大家都說她越來越陽光，肌肉有力，走路越來越抬頭挺胸，反而會覺得她瘦得越來越好看，其實整體來講，就是因為她的飲食習慣改變，肌肉質量往上提升。經過三年的努力，Ann可以進行越來越高強度的訓練了。

在今天的教練課，「加油，」我說，「引體向上，第六組12次， 一、二、三 Go！」

本文作者為IPTFA國際私人教練銅級／AFAA-WT國際重量訓練指導員／臺北市立大學運動健康科學研究所

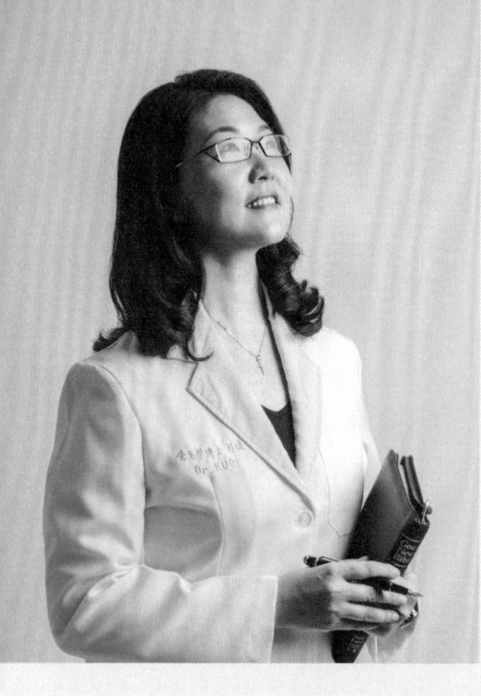

推薦序

健美健身的關鍵

郭婕博士 (Margaret J. KUO, Ph.D.)

我在出席各項演講及國際研討會時不下百次的被問到，也是現代飲食男女最關心的議題：「博士，請問健美健身的關鍵到底是甚麼？」我總是這樣言簡意賅、心中充滿關懷的這樣回答：「吃甚麼、吃多少、甚麼時間吃，就是營養的關鍵。」

人體是一個非常精密的生化系統，不同的食物，會帶給大腦及荷爾蒙不同的影響。我們最不希望是由飲食導致血糖在一天內有太大幅度的上升及下降，這樣容易造成肥胖及慢性病。而現代人工作繁忙，過多的坐式生活更等於是慢性自殺，如果再加上一般人認爲每餐要以粥粉飯麵爲主，過多碳水化合物的攝取使血糖快速上升；而胰島素的分泌，令脂肪儲存囤積，長期下來導致肥胖、身體慢性發炎及疾病的產生。

因此，糖尿病在台灣的罹患率及死亡率均逐年上升。而我深深相信，減醣甚至生酮飲食可以成功逆轉胰島素抗性，對穩定血糖十分有效。

但是話說回來，我並不贊成普通正常人只是為了身材窈窕，就一直長期食用生酮飲食。雖然初期因為增加了大量的脂肪酸氧化，的確會變瘦；但長期的生酮飲食，是會抑制關鍵荷爾蒙參與脂肪代謝，同時更影響肌肉的建構。而長年的運動營養研究知識清楚的告訴我們，沒有回補醣類，人體很難應付高強度運動與處理生活上的急速應變。

增肌對現代人的長期健康及促進基礎代謝尤為重要，而缺乏了醣類，要增肌是十分困難的，尤其在重量訓練前後更應攝取。因此綜合各國研究及成功的實踐經驗，依照生活型態來攝取碳水化合物，是最容易落實在生活中及維護健康的飲食方式。

田安石的新書是華文界第一本完整介紹「碳水循環」飲食法，我十分支持這樣有效的飲食法，它可提供身體增加蛋白質合成和促進脂肪氧化，在國際健美健身界行之有年，也已有更多的科學實驗順利進行中。而在我所認識的多位國際頂尖健身選手的親身體驗中，也確實看到效果。

田安石自己落實這個飲食法多年，看到她精實勻稱的身材及好精神，是正確運動營養學的成果。書中不但分享給讀者碳水循環法及TDEE 等專業知識，更附上美味食譜，例如檸檬柳橙鮭魚菲力、鷹嘴豆沙奶等，健康又國際化。我特別喜愛12種維生素飲，用在排毒抗氧化也十分有效。而超級好物中的印加果更是素食者非常好的油脂來源。大家跟著這本食譜吃，相信美味、體態與健康可三者皆得。

少吃多動，已不是保證減肥成功的良方。運動固然重要，但如果長期忽略正確均衡飲食，身體是很容易受傷的。

再者，如果飲食習慣沒有適時調整，再怎麼運動也很難達到到自己所要的。至於很多人偏向只著重減重減脂不復胖，但其實身體健康、時刻保持精力充沛、心情開朗，甚至可以藉由正確的飲食及運動計畫而達到增加肌肉量，更是我們所期待的。

最後提醒大家，各種新的飲食方式如同每年流行的服飾，並沒有哪個是最好、最快、最高級（糖尿病患者因爲血糖控制因素，使用碳水循環飲食法前請先諮詢專科醫師）。因此，最重要是依據自身的需求、配合自己的生活節奏、作息規律及所喜歡的有益食物，去尋找一個適合自己且可以長期堅持又健康美味的飲食方式，才是最佳的飲食法。

享受美味及訓練，越吃越動愈開心。吃對了食物，運動訓練才會更有效。在健康這條路上，有明確的目標加上正確的方法，就是捷徑，也就是田安石這本著作的精神。在運動營養學的專業領域上，我很高興有第一本這樣的中文食譜書。

加油！田安石，繼續努力。恭喜讀者們！加油，我們一起變健康！

本文作者從事大學教育工作超過二十年，現任運動營養學博士／亞洲運動科學會（ACESS）執行委員／國際健美健身裁判／世界女青年會理事（World YWCA）／中華民國基督教女青年會協會副理事長／國際婦女理事會（International Council of Women, ICW）全球老化顧問，致力於推動促進全球女性健康

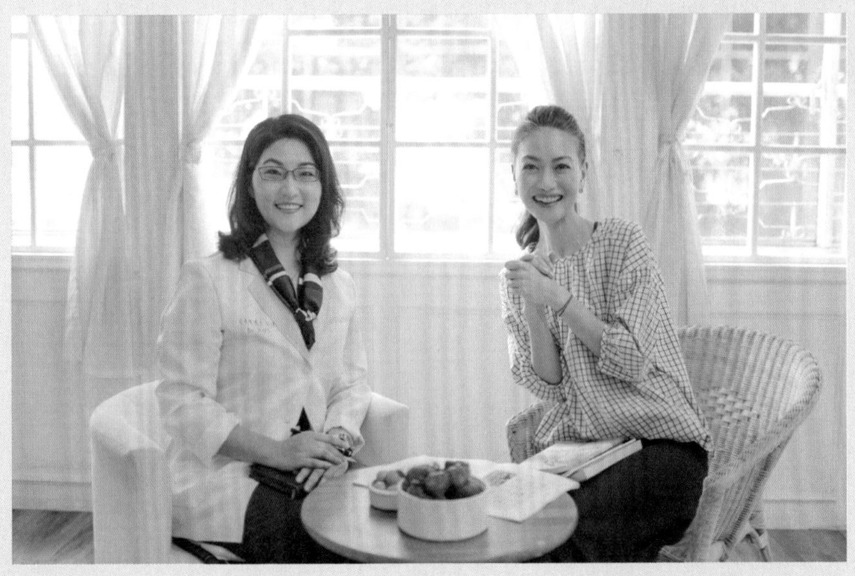

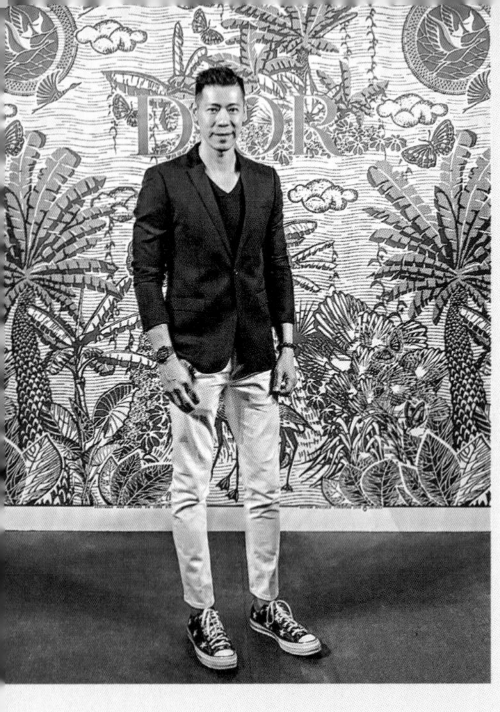

推薦序

名模之美

王家玄博士

多年來我致力於專業模特兒教育訓練，培育出許多優秀的模特兒，這些模特兒有著令人稱羨的天使外型與魔鬼般身材，成爲衆人追捧效仿的對象，同時是結合體健與體美的最佳典範，更是傳遞流行趨勢之最佳代言人。而如今進入自媒體時代，許多網紅、模特兒或公衆人物藉由機緣、體力和創意而快速竄紅，但想要持續在舞台上發光發熱，就必須具備源源不絕的熱情、毅力與健美體魄。不可諱言的，近來許多名模網紅雖符合普世價値美感，但由於身體肌肉量偏低、體脂偏高，就形成所謂的泡芙人體態。

均衡攝取三大營養素，同時擁有美麗與健康，是人生尋求平衡之重要議題。近年來由於運動時尚經濟全球化趨勢的興起，帶動全民運動風潮，使人們對於追求健康觀念與身體美學的意識型態不斷提升，並願意投入時間與金錢讓自己更好，除了著重在參與運動類型、方式、強度、持續時間外，更重視食材選擇與營養攝取概念，目的就是希望創造全方位且不斷精進的優質生活型態。如此一來，無論對於心肺功能、心理壓力釋放、新陳代謝、肌肉骨骼強壯及健美體態之維持上，都更具正面效益。

雖說如此，實際執行時需藉由多元方法、專業帶領及透過開放學習過程，方能積沙成塔、點石成金。此外，在形塑道路上，許多族群因無法拒絕美食誘惑，加上長期習慣於傳統飲食文化與缺乏身體活動的雙重因素，將導致疾病提前到來，特別是心血管疾病、代謝症候群與肥胖等問題。所以，如何建立與落實正確健康飲食控管機制（食物類型、食材選擇、熱量攝取），並搭配適合自己的運動模式，進而達成內外全人健康生活型態目標，就扮演了非常重要的關鍵角色。

這次很榮幸爲這本書撰文推薦，讀後深深被作者多年用心記錄與經驗分享所感動。在本書中透過淺顯易懂且專業的說明，讓讀者了解實際食物搭配方法、基礎代謝率計算、每日總熱量消耗、間歇性碳水循環飲食法與相關食譜內容介紹，讓一般人或實際參與運動之愛好者，能吃得健康與吃出食材美味外，更能加深其實際運用之效益。因此，一本好書之專業多元分享，將造就一切美麗的果實，這才是眞正的名模之美。

本文作者為臺灣模特兒教育發展協會理事長、中華奧會（東京奧運代表團形象）專案總顧問、國立體育大學體育研究所博士、臺北市立大學運動藝術學系系主任／教授

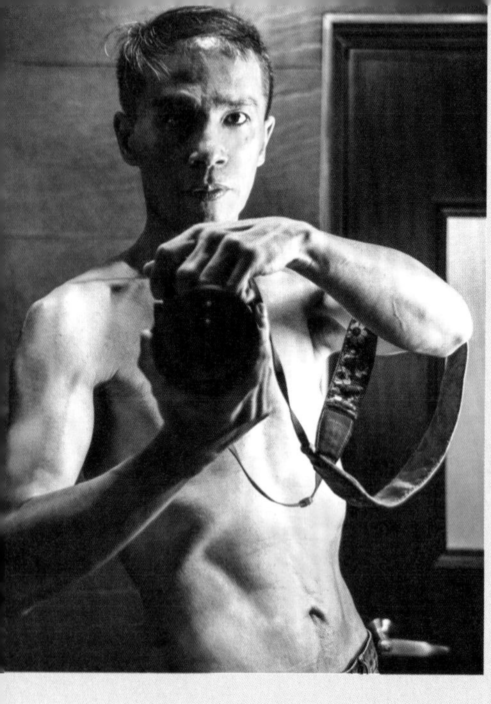

推薦序

獨立減重實踐者：攝影師的40獨白

賴小路攝影師

我是小路，獨立減重者、攝影師，也是田安石系列叢書五年來的專任人物攝影。

所謂的獨立減重者，就是沒有門派，沒有課程，沒有同學鼓勵，也沒有老師鞭策的自我減重實踐者。

可能孤獨，可能堅持，在藝術薰陶下，內心總有著自我的一份執著與熱情，喜好自由，在理念的追求上不受門派與教條的束縛。對於減脂，我認同田安石的認眞與方法，我們是好友也是工作夥伴，但是我不吹捧不盲從。

減脂，是我從高中開始的意志與願力。多年來曾多次獨自實踐減脂，成果也起起伏伏。默默觀察田安石這個人，五年來倒是表裡如一，體重維持增減1到2公斤的範圍。她的文字認眞而幽默，並內含著強大的願力與實踐，所以再次燃起了我對生活的熱情，下筆抒發40歲的獨白。

這次由於這四個月堅持的信念，只專心做兩件事——飲食管理和運動，獲得了確實的回報，其中非常重要的一點，就是把精緻食物的攝取降到最低。雖然我沒有限制和分配食物的種類，晚餐也偶爾吃油炸類，但因爲吃的都是自己在市場買的菜，也都是原形食物，原則上交替低碳與規畫性的高碳飲食，其實就是種簡易版的碳水循環法，這樣吃了幾個月，身體很健康，而且都是吃自已想吃的東西和喜歡的烹調方式。

記得念高中的時候我在小吃麵店打工，每天滷肉飯配肉湯，好吃得不得了。體重從62衝到破70公斤以後，有一天老闆娘以一種憂心和惋惜的神情對我說：「小路呀，我想你最好不要再每天吃那麼香了，好好一個清秀的學生……」前幾年投保需要先做體檢，因爲體重高達98公斤，血壓也接近150，加上家族有高血壓和中風的病史，結果竟然被核保部門拒保。自此以後，減脂與健康是我一生的明確目標。

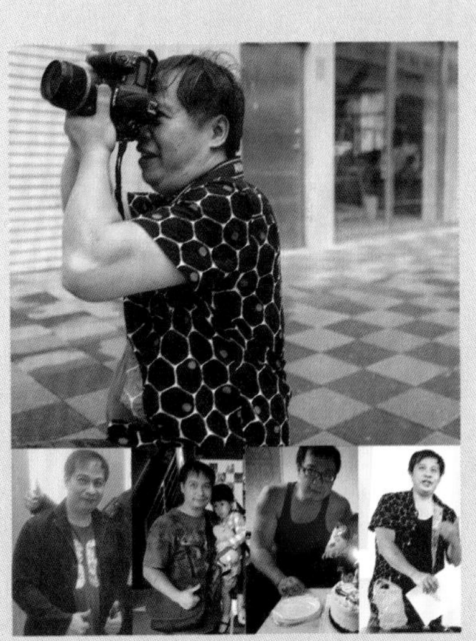
減重前的我

126天的熱情與堅持，現在體型恢

復到高中時期，感覺身體狀態也的確像我30歲左右的狀態。工作與生活的壓力雖然消耗著對攝影的熱情，但因爲自己實現了飲食管理的信念，把目標落實成眞，自我實踐的執行力自然生成對生命的肯定與喜悅。

最後呼應田安石多次提到的：「減重五公斤容易，但持久十個月很難。」

對生命的熱情是毅力的原動力，在落實執行上，碳水循環飲食法可以大幅降低身心束縛的不適感，使可以持久。對於減重，我心心念念的就是「信念、自律、熱情、毅力」，看看自己在這條路可以走到哪裡。

讓照片裡的自己有好身材，或許可以依靠濾鏡，但要讓現實中的自己更美好，需要的是能持續且自在的碳水循環飲食法。賞心悅目的看看自己，也看看一路上的青山綠水。

隨手一張攝影，瞬間即是永恆。

小路減重紀錄

年齡：44 ｜ 身高：174

減重日期：2019/06/17~2019/10/21（126天）

體重從92減到63.6公斤，一共減去了28.4公斤，體脂肪率從30%～32%（預估值）降了超過一半到12.6%，照片僅調整光線顏色，人格保證沒有使用影像軟體處理修身。

自序

這本溫暖的減重書，將帶給你食的自由

「破酮」與「爆碳」① 是近兩年在美健飲食潮流中出現的新名詞。2020年田安石全新系列「田安石的碳水循環飲食法」，希望在限醣飲食生活的紀律教條與自在飲食之間，找到更多自由與平衡。

三十年來現代人飽受體重過胖所苦，減脂減肥從傳統的少吃多動，到近幾年生酮與減醣飲食概念的風起雲湧，減脂的觀念轉變爲「只要少吃澱粉，就一定會瘦」。但要落實在現實生活中，苦行遠比想像中來得難以持續，於是就有所謂的破酮與爆碳的名詞出現。

在飲食控制的減脂過程中，我們往往會爲自己設立一個理想體重作爲目標，在一定的期間內控制住自己的醣類攝取，像百米衝刺一般達到了這個目標，以爲從此以後就可以放風自我。殊不知一旦有這樣的心情，減肥五公斤易，持久十個月難，體重不減反升，無數飲食男女就這樣反覆減肥復胖、束手無策。再加上只有減醣才是王道的從衆壓力之下，明明吃東西是享受美食滋養身體，卻變成有形無形的陰影，揮之不去。

於是，伴隨著大姑婆的故事，醞釀了田安石系列之二「田安石的碳水循環飲食法」。

大姑婆是家族中的傳奇人物，她出生於台南，學生時代認識了來台灣念土木工程的馬來西亞僑生。她的父親太公爺爺原本是上海中醫世家的貴公子，一輩子沒工作過一天，後來文革抄了家。太公爺爺來台灣後，在台南清晨販魚，下午賣冰，晚上開計程車，加上假日賣蘭花，養活了五個子女，但沒能給得起大姑婆一毛嫁妝，大姑婆縱身一跳嫁至南洋，40年來夫妻白手起家，胼手胝足在陌生的國度開創了工程王國，如今富豪一方子孫滿堂。

可惜大姑婆在前年血管剝離，之後言語能力受損，身體因病有些僵化，大姑爹只有加倍疼惜這個老伴。每次回台灣，大姑婆甚麼都不要，只要吃一碗小時候的酒釀蛋湯圓，雖然醫生再三告誡心血管疾病需要少鹽少糖少油忌口，爽朗的大姑婆還是會來一碗滿滿的酒釀蛋湯圓，然後放下湯匙，滿意地閉上眼、長吁一口氣說：「我就是要吃一口這個，這樣就甘願了。」頗有李白「五花馬，千金裘，呼兒將出換美酒，與爾同消萬古愁。」人生但求一飽的豪氣。

七十歲那年她的弟弟、也就是我的叔公爺爺有相同的心情，他說那一年心血管剝離在加護病房時，人都隨時會過去了，就是想吃一個奶酥麵包。人是隨順心情的動物，叔公爺爺有、你有我也有，就是想著心中那一口深深地烙印的好味，何不就讓心情循環一下，只要有方法，吃好吃飽了再重新出發，這是一條延續的道路，開闊且充滿自由。

《田安石的碳水循環飲食法》因此成書，初衷是心疼大姑婆七十五歲就只想吃碗酒釀蛋湯圓，千百讀者網友粉絲面臨卡重②、破酮爆碳的無助，以及身爲母親面對孩子長輩還是忘不了心中美味的挫折，田安石提出親身實踐的解決方案，解決長期減脂飲食宣告失效的無奈。事實上，哪有所謂的破酮爆碳呢？只是碳水循環但不得其門而入罷了。

約三十年前，減重飲食學在亞洲草苗初偃、百家紛呈。我嘗試過幾乎所有的方法：減食、輕食、節食、斷食（整整七天早午晚各只吃一粒蘋果）、素食（八年）、生食（所有食材不過火）、果食（三餐只吃水果和生堅果）、有機、跳餐（吃進口的食用土抵飢或當早餐）、健走、長泳（三年）、健身、單車（可以一口氣騎上陽明山風櫃嘴）、跑步、瑜伽（十年）、靜坐。總結心得是：發心飲控易，持久忌口難；短期減脂易，維持成效難。限制再限制的長期日夜飲控之後，往往從身理上引發心理上的耗竭倦怠，導致減脂效果起起伏伏。

近五年來，生酮飲食崛起，成爲減脂飲食新潮的方法。大量油脂解決了減重生理上飢餓的問題，一時蔚爲風潮，但並不是所有的體質都適合長期如此。接著低醣飲食興起，不但可以有效率的減重，加上減量的碳水不會因爲過度挨餓身心俱疲，被視爲現代健康減重飲食法的代表。田安石系列之一「田安石的低醣烘焙系列」在五年前開始醞釀成集，是爲田安石的減重心得筆記系列之一。

2020年田安石系列之二 「田安石的碳水循環飲食法」，希望讓大家在控制醣類攝取的生活中找到更多的自由。

其實飲食方案有千百種，門門有道理，只是要適人。減脂的路上百試不得其解的人數依然這麼多。在核准上萬人進入田安石FB社團的問卷中，我得知許多控醣理念的實行者，仍然因遲遲未能見其成效而困擾著。減脂失敗不可怕，怕在失敗後的無所適從；復胖也不可怕，怕在不知道自己哪裡吃錯；時而生酮時而爆碳更不可怕，屢試屢敗後，我們對生命的熱情依然如日出日落永不退熄，持續進化。

人生嘛，但求安心一頓好食，沒有教條、放下對錯、忘卻胖瘦，田安石的碳水循環飲食法能滿足所有飲控者心中那一點小小根本的願望——我想吃我愛吃的。以高低碳水飲食搭配生活步調，不再枷鎖滿身、踽踽獨行，讓減脂美健昂首闊步迎向今天，自由開闊。

這本書是寫給我自己，與在飲食中需要自律或正在嘗試擇食的夥伴。在人生的開懷享食與減脂健美中，安心安意的找到一種動態的平衡，原來所謂的破酮爆碳等失敗，是邁向更減脂成功與健康健美的一條明路。

田安石在此祈願我們一起安心安食。

註① 破酮vs.爆碳：在控制醣類攝取飲食法的執行過程中，因長期壓抑而大吃碳水澱粉甜食的狀況。

註② 卡重：長期減重方案的執行者，面臨再怎麼努力體重體脂都降不下去的瓶頸。

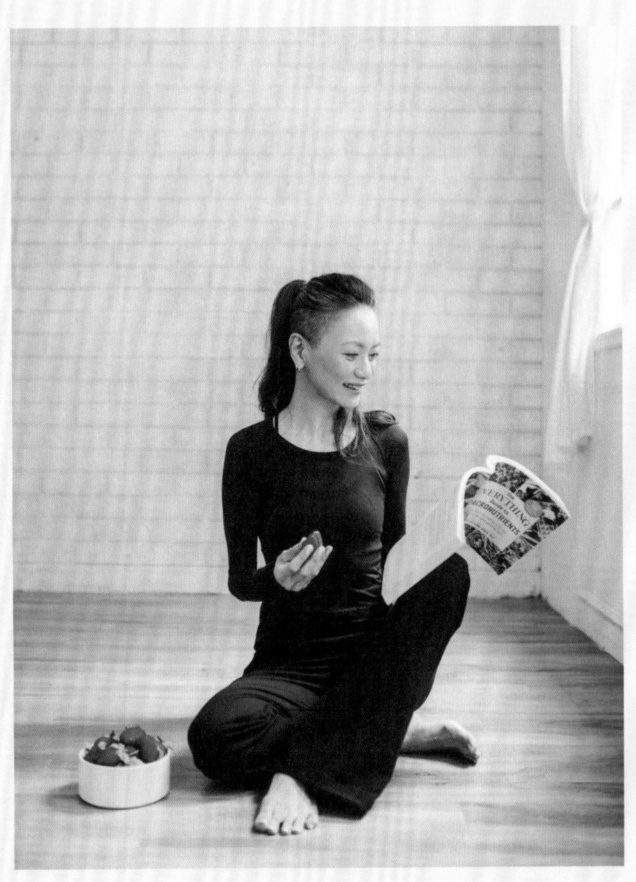

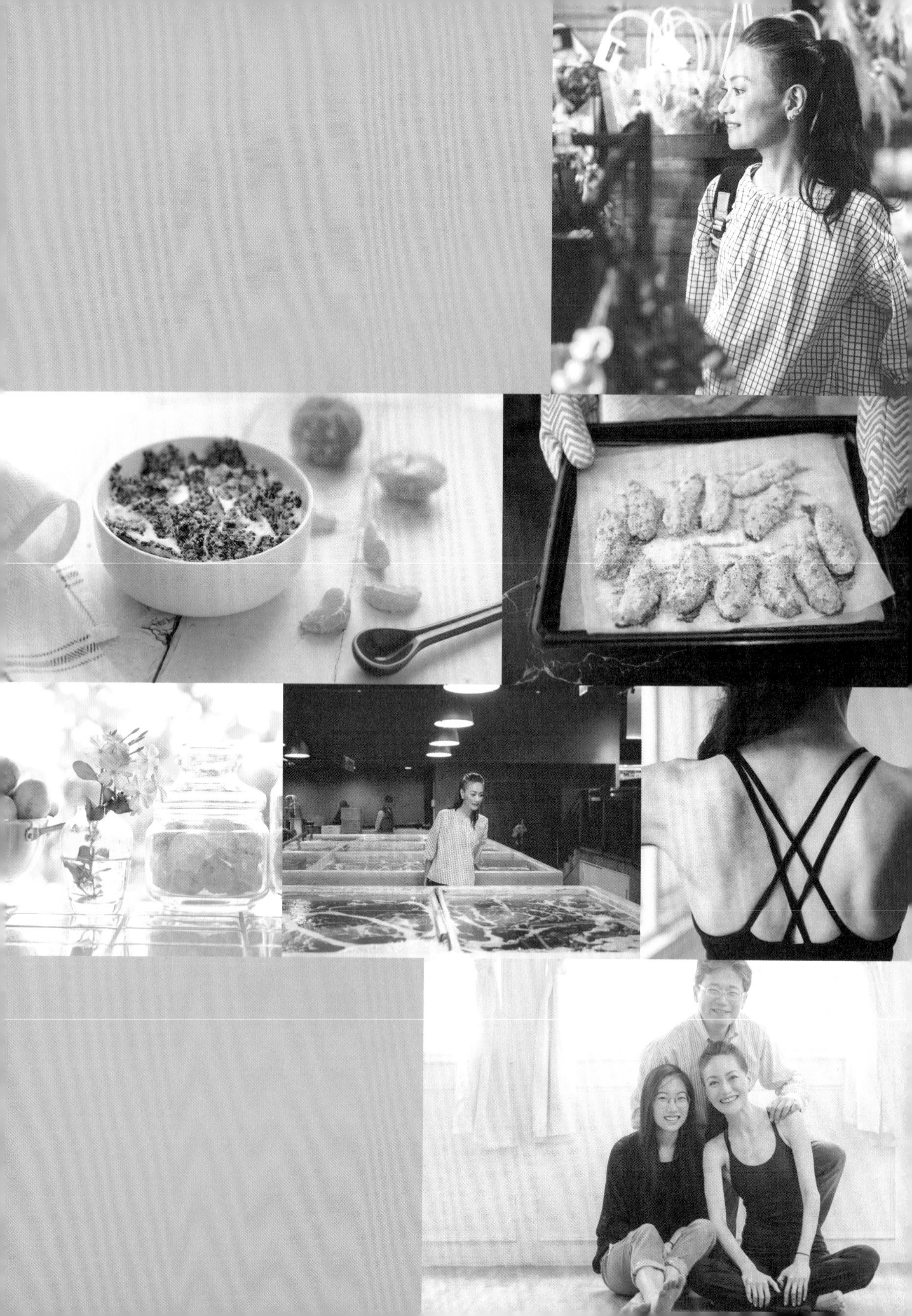

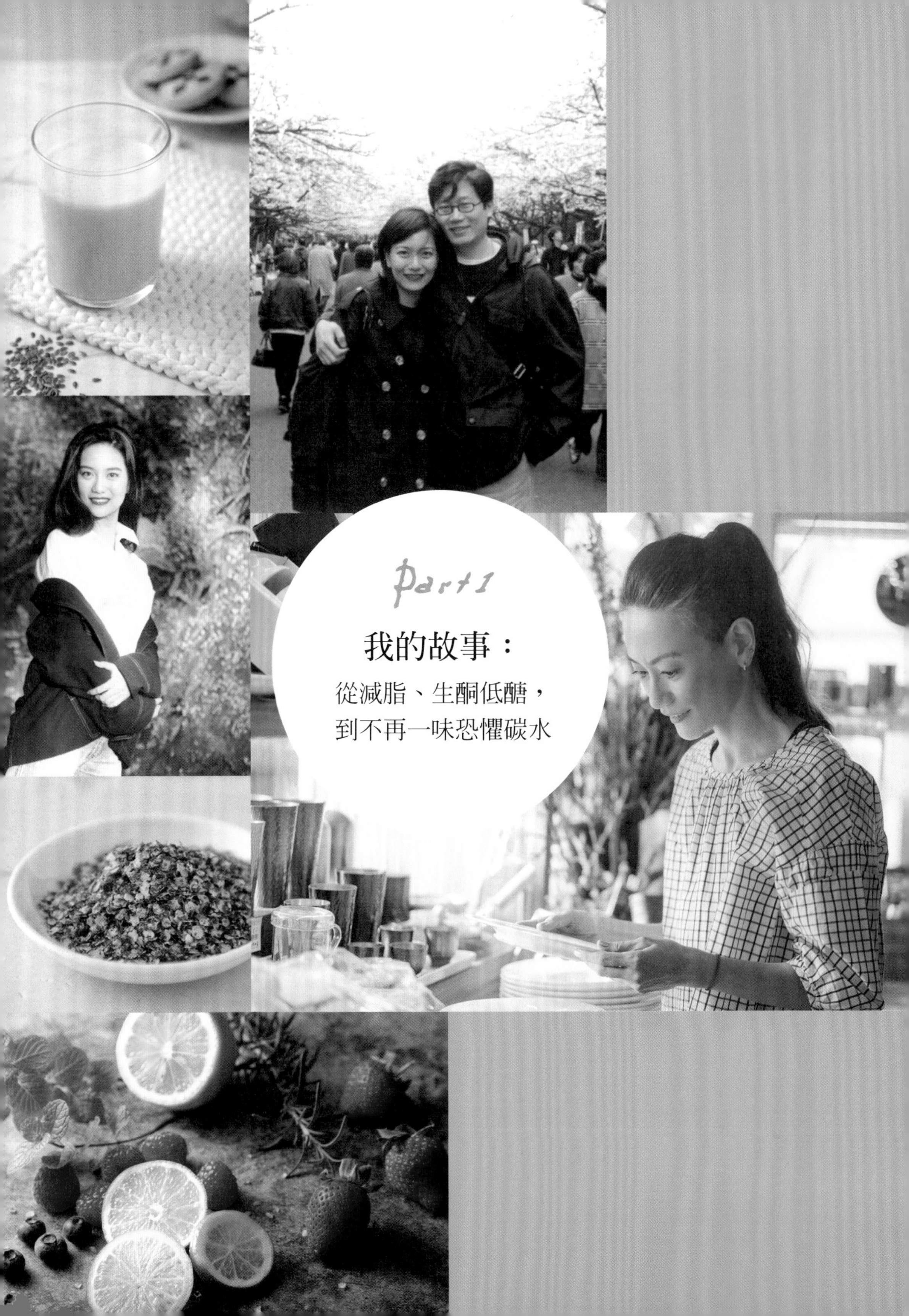

Part1

我的故事：

從減脂、生酮低醣，
到不再一味恐懼碳水

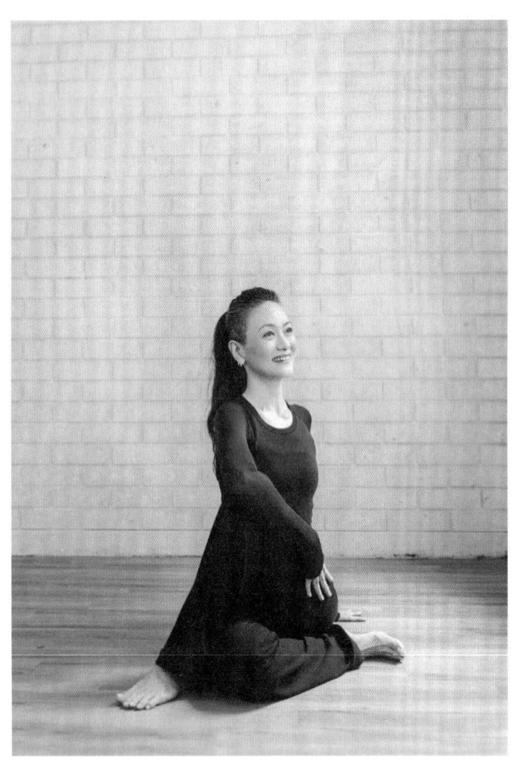

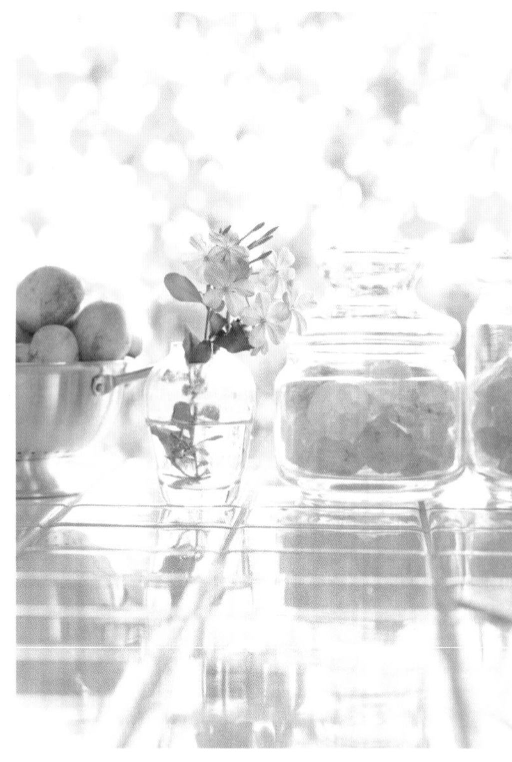

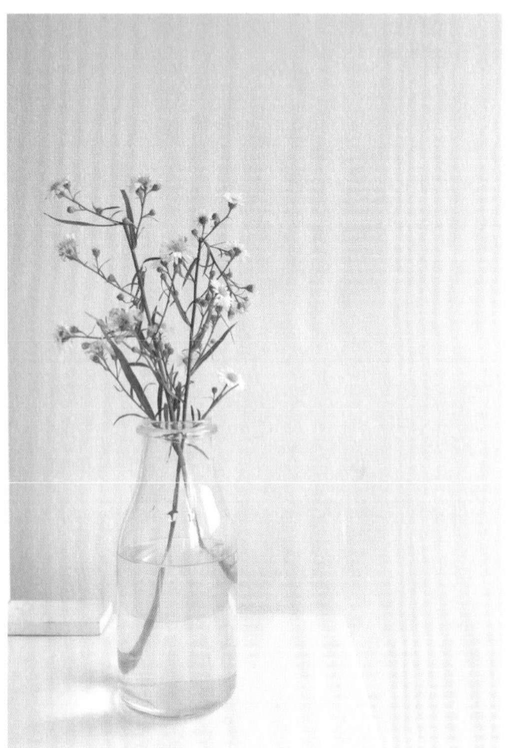

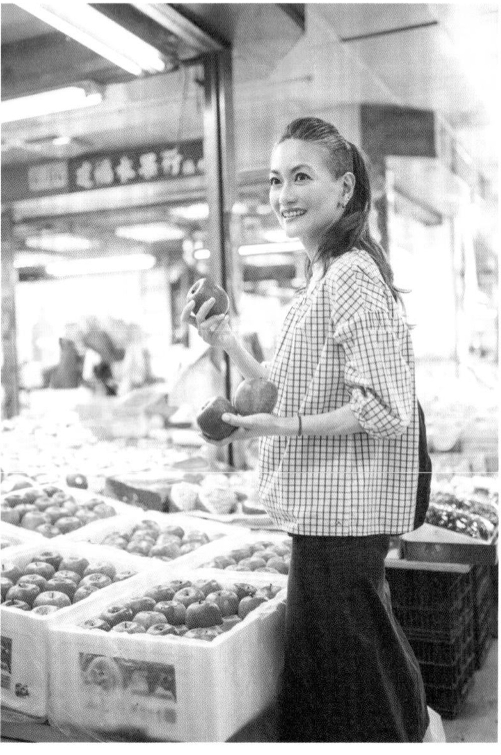

15歲，開始關注減脂話題

我的身高很高，雖說骨架子不是特別大，但一旦胖起來，就會給人很大的壓迫感。那時爸爸跟我說，「女兒啊，高中畢業之後呢，就把頭髮留長，常穿裙子，體重和身形稍微再纖細一點，這樣會柔和些。身高已經成爲事實，但體重是自己可以控制的。」

媽媽跟我說，「女兒啊，妳就多吃點菜，肉挑瘦一點的吃，營養夠就好，白飯吃不吃都無所謂啦。麵包蛋糕就更少吃點，還有那些零食餅乾，媽以後也不買了，女孩子家，還是秀氣點比較惹人疼。」

很多人都以爲我是那種吃不胖的體質。事實上，我的堂表兄弟姊妹都不是瘦子，只要沒有做好飲食控制或是年節多吃了幾口，就會長出肥肉，然後繼續想辦法自虐剷脂。而我則是非常害怕復胖，因爲我眞的不喜歡辛辛苦苦減下來的體脂，到最後又回到高點，所有努力都付之一炬，我不甘心。

無論我多高多重，一講到體重，就是我心頭的刺，那年我15歲。

20歲，進入少吃多動的減脂時期

後來出國念大學，在外地可不比在台灣，一是口味吃不習慣，再來是生活費、學雜費、書籍費眞的貴得嚇死人。我需要自己賺生活費才能繼續就學，除了不買不玩沒有車，還要省吃省喝，這樣可以省出一些小錢再多過半個月日子。而在飲食上摳門，對學生來說是最容易的方式，年輕人的身體耐受度好，新陳代謝也旺盛，算是相對的健康，覺得省吃省喝剛好可以減肥，還因此沾沾自喜。

25歲

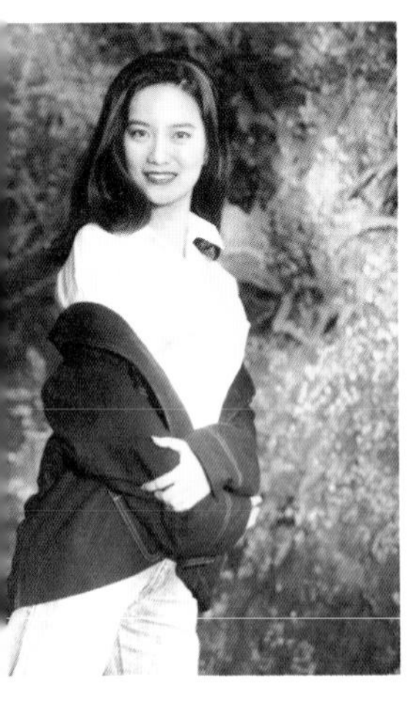

我每天去學校上課，都假裝成公立高中生，就可以直接拉開柵門不用花一個代幣（TOKEN）坐地鐵到學校。我都在學生餐廳買一片光禿子PIZZA，所謂光禿子PIZZA是我媽取的名字，就是說這片PIZZA上面只有一點點番茄醬再鋪上薄薄一層乳酪，沒有義大利肉腸、芝麻葉、鮮蝦、火腿之類的。那一片PIZZA只要75美分，然後我再買一杯黑咖啡25美分，美國喝黑咖啡都是可以無限續杯的，每天在學校我就這樣吃，一天花一塊錢美金。下了課就去賺生活費，有時候在打烊前可以啃幾口今天賣剩的貝果，喝幾口用番茄罐頭和冷凍蔬菜煮的湯。

年輕時減脂很簡單，就單純的以爲少吃多動就好，而且效果也好，只要管得住自己的嘴，減脂輕而易舉。

回台結婚，享受美食後再次面對減脂議題

畢了業一回到台灣，媽媽老是嘮叨要我別眼高於頂，嫁人是嫁人品，不是嫁身高和相貌。我記得出嫁的那天，媽媽不但哭紅了眼，也放下了心中的大石頭，她認爲身高很高的我，能嫁出去眞是不容易，她說她跟我爸一輩子不害人、祖上積福德，才成就了我的終身大事。

同時我很幸運的找到了一份外商行銷企畫工作，需要拜訪客戶或做市場調查，所以經常外出見客，隨著日子的豐足，無論是應酬還是犒賞自己，吃得好，穿得也好，漸漸發現減脂這心中的刺，又隱隱的變得尖銳了許多。

回台灣工作最喜歡吃的早餐就是燒餅油條配米漿，芝麻香氣夾著油條，眞奇怪，回鍋油就是越炸越香，越不健康越覺得美味。

晚餐則是深深愛上了麻辣火鍋，一片紅油載著沉浮的各式好料，一頓下來連湯帶料的全下了肚，那些個老油條沾上辣油又酥又香還帶點麻，因爲很辣，還要大口配冰鎮啤酒才過癮。美味當前，腦袋完全忘了思考這一餐熱量有多

少，更不會多思考吃下去的食物到底有沒有營養。當澱粉跟油一起吃進肚子裡，這對於減脂來說是個大忌諱，這樣的日子不用多久，減脂議題正式從一根刺變成一把刀。

33歲，生了孩子就永遠回不去了

結婚生子後，上有老下有小，心情不穩、睡眠不足的日子就這樣延續著。有一次陪女兒打預防針，候診時我站上了醫院的體重機，指針指向的數字讓我馬上失去了理智，我對著老公大吼：「你毀了我的一生……」

女人一旦生了孩子，再加上習慣把孩子不吃的剩飯剩菜掃進肚子裡，小腹上的皺褶與兩腰側的橫肉肆意橫生，出現這樣的體重數字也只是剛好而已。

不滿一歲的女兒某天發高燒，剛開始帶去給家附近診所的耳鼻喉醫生看病，醫生說孩子感冒吃藥就好，連吃了三天的藥卻不見好轉，反而越燒越高，只好帶去醫院急診。急診醫師非小兒科專科，初判女兒得了尿道炎，在小小的屁股上貼了蒐集尿液的PE膜袋等驗尿，女兒就在急診室哭等了三個小時，還是擠不出半滴尿來，我急到氣到跳上計程車，直接換到教學醫院，醫師馬上宣告必須住院。

作為一個媽媽，無力活出最好的自己，沒日沒夜睡不好覺，天一亮要接受工作的挑戰，下班還有公婆要伺候，房貸也像個無底黑洞，金錢和精力就一直無止盡的耗盡……這種日子很容易就讓一個人的風采日漸黯淡，就像板擦一樣把世界抹成只剩一片灰白。

我記得小時候很期待長大成人，期待著世界可以在自己的掌控之中起舞，創造出屬於自己的人生，但事實上卻是如此的不堪，那年我已經33歲了。

用自制力克制食欲，其實太過天真

對於體重這件事，我開始用自制力來克制飲食。想當然爾，剛開始一定會把少吃多動當成是減脂法的金科玉律，年輕的我也不例外，食量真的像隻金絲雀，用一吃太多就飛不動而死亡的嚴苛自虐方式對待自己，清水燙菜、水煮蛋、瘦肉沾醬油、清蒸魚、全麥麵包、健怡可樂、不油不鹽……吃到後來真的怕風寒，天氣一冷就犯頭暈膝蓋痠，月事一來小腹脹痛水腫體虛，一水腫就感覺自己又胖了，所以我更用力的自制來管理好自己的嘴。

33歲

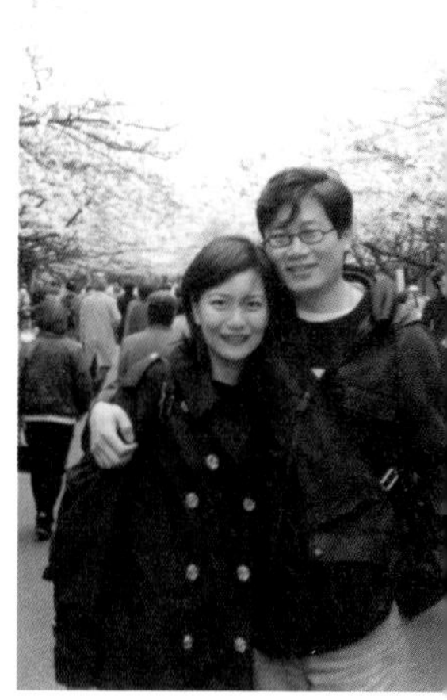

但自制力總在生活中一點一滴的被消耗殆盡，每天跟環境與所有人事物抗戰過後再回神過來，自己只剩下抓取垃圾食物的力氣了。

我很喜歡甜食，這是小時候對於幸福的記憶，吃飽飯後再來一碗奶奶親手做的酒釀湯圓，打顆雞蛋進去，讓我有被愛的感覺。白天經歷了工作上的現實，晚上回家當然要對自己好，所以在用自制力控制飲食的那段期間，我捨棄了正餐的蛋白質和好油，因為我傻傻的把所有的額度都用在吃甜點上。吃完甜點的那種感受，像安心的窩在奶奶的懷抱，我很嚮往過往的美好記憶，這樣的美好可以從過去吃了甚麼重塑出來。就科學上來說，是因為腦中的獎賞系統腦內啡的分泌，而我就這樣可以甚麼都不吃，就只吃麵包和甜食。

所有的減脂方式剛開始都會有效，但是快則三個月，慢則兩三年，自己就會知道不對勁了，在攝取大量的精緻澱粉之後，我發現自己的皮膚鬆弛得厲害，還長出許多斑斑點點，肌肉的耐力也大幅下降，頭暈頭痛的狀況更經常出現。而且長時間的節食，體重依然上上下下，始終牽動著自己的情緒，看到體重下降、腰圍縮小就雀躍不已，但更多的時間是眼睜睜的看著好不容易減下來的體重，又在嚴格管控之下慢慢回升，令我手足無措，毫無對策應付。

我曾經以為可以用自制力控制好自己的嘴，後來發現那想法太過於天真，崩壞的自制力隨時都會被食欲所吞沒，然後把所有的零食掃到肚子裡。

用自虐式運動來減脂：做有氧運動把自己操爆

35歲左右，我發現自己因爲長期壓抑食欲，變得很不快樂，也因爲蛋白質與好油攝取不足，面對每天的作息覺得相當吃力，每天黃昏都會感到莫名的沮喪，下班到家就坍成爛泥，所以我決定要多吃點，來滿足身體上需要的營養和心理上的平衡。

那時候剛開始流行騎自行車，我突然發現，在有氧運動後居然可以大吃一頓，隨便吃甚麼都可以，也不太會變胖，反而還瘦了不少。

於是我瘋到只要一有空就騎，遠到花東、鵝鑾鼻，近至風櫃嘴、中社……運動後大腦會分泌腦內啡，讓自己感受到愉快，運動完再大吃薯條、PIZZA、漢堡、可樂、冰淇淋、甜甜圈。當一個人沉浸在享受腦內啡、多巴胺的過程中，會忘記評估當下的狀態，增加運動傷害風險，更忘了自己已經不年輕，做運動應該要適可而止，只爲了可以多吃幾口懷念的美食，我開始了無限期操兵自己身體的減脂

36歲

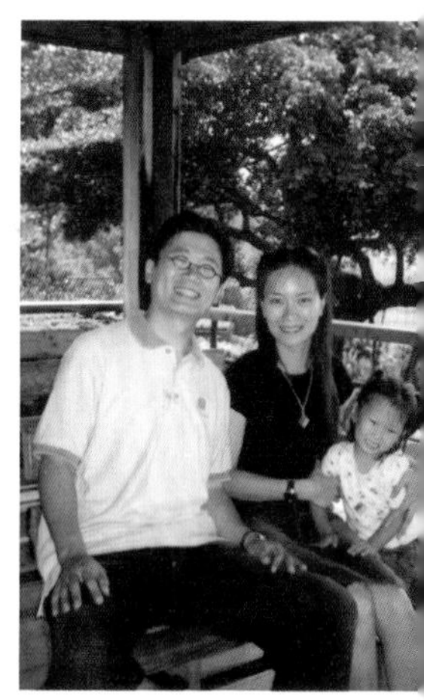

之路。

直到有一天，我騎上內湖的五指山上再高速滑騎而下，經過三軍總醫院，被一輛公車從後面追撞，當場車毀人不能動。其實我早就因爲身體過勞，專注力不太能集中，不是公車司機的錯，而是自己眞的閃神造成這次的意外。之後，我只能開始從復健瑜伽做起，當身體好一點的時候，又跑去室溫40℃的高溫瑜伽教室選最高階的課程。

總之，我就是不要變胖，不惜付出一切代價。

40歲，生命在最恰當的時候出現轉折

又過了幾年，因爲爸爸的猝死，想到奶奶在30幾年前也是猝死，才意識到也許家族有遺傳性疾病卻不自知，於是全家人都進醫院做了健康檢查。自此，我開始認眞對待自己的身體，那年我40歲。

《田安石的低醣廚房》這本書出版前的第一次校對時，我坐在榮總的單人病房內，陪叔叔度過他第一次動脈剝離的術後。還好跟爸爸不同的是，叔叔是腎動脈剝離，救回一命。我跟叔叔和嬸嬸說，希望大家可以因爲這本書少吃一點精緻甜點。

在完成「田安石的低醣烘焙」系列三本書的三年內，除了上下班、寫書和進廚房，叔叔又進入加護病房三次，大姑姑和二姑姑也各發病一次，所幸他們都比我爸爸幸運，現在都定期追蹤也維持健康。

巴菲特有句名言：「退潮才看得見誰在裸泳。」只有在人生的低谷期，人才會看到原本自己看不到的眞相，而這就是該調整的契機。

我常覺得，在人生路上要是有一位導師可以帶領著自己跋山涉水，沿途就可以化險爲夷變成好山好水，這是一件多美好的事。我一路走到這裡，其實很希望有一本書，可以告訴我所有起伏相間的心路歷程，而不是單純的分享減脂食譜或複製成功案例。

在正確觀念之下調整身心：我的生酮與減醣之路

我的生酮過程走得很久，在好幾年前就聽說有吃肉減脂法

45歲

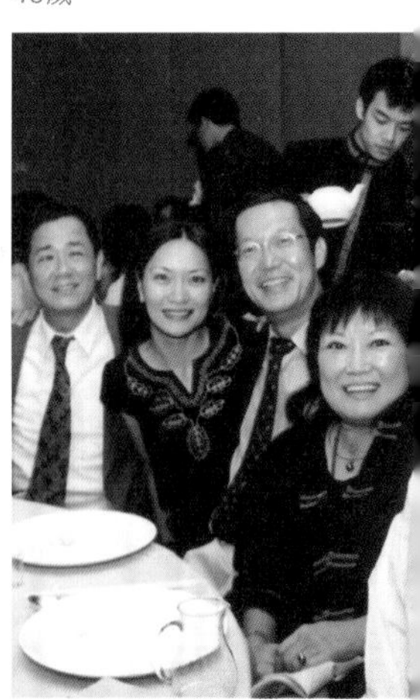

（Carnivore Diet），當時聽到就覺得實在很扯，因爲我不愛肥肉肥皮那種軟軟滑滑的口感，控肉、雞皮、奶油我都不愛，很習慣吃三明治與麵飯小點之類的，再加上根深柢固的觀念就是認爲「吃油膩膩的食物會爆肥」，所以打從一開始就不願意採納這種減脂法。

剛開始戒斷澱粉食物時，眞的非常不適應，不知道自己可以吃甚麼，總是動不動就伸手抓取堅果往嘴裡塞，肚子餓就喝椰子油，常常覺得渾身無力，做事的續航力也很差，像得了重感冒。因爲身體很不習慣這樣的飲食法，所以脾氣很火爆，心情也不穩定，每次經過麵包店，就不由自主地被吸引過去罰站流口水。那段期間，每天都只好啃自己做的低醣烘焙作品來度過。

每逢季末季初，是工作最忙碌的時候，我會變得很放縱食欲，下班後去復興微風的Maison Kayser或神旺飯店的Pozzo Bakery買麵包和甜點，這兩家的口味是我最喜歡吃的，第一家很歐式，另一家很台式，一買到手就顧不得形象與禮貌邊走邊吃，通常還沒走到家就全部吃光光……就這樣，我就在生酮與破酮間一直來回循環搖擺著。

當自己又回到過往大吃碳水的模式時，我知道不要責備自己或陷入罪惡感。我告訴自己「只要有進步就好」，以往前走三步又倒退兩步的蝸牛速度往戒斷醣癮的路上走。整個過程中，2015年從美國飲食指南（Dietary Guidelines）得知，飲食中攝食的膽固醇不是導致人體血液膽固醇提高的主要原因，所以可以吃比較多量的雞蛋（含蛋黃），很多疾病跟遺傳與生活習慣和接觸菸酒糖有很大的相關度，膽固醇和心血管疾病跟蛋的相關度比較低，精緻碳水與糖對人體健康的殺傷力更大。

就這樣，經過一點一滴的累積，很有耐性的好好陪伴自己，也常常幫自己加油打氣，經過九個多月，有一天發現自己可以忍住在回家的路上不大買市售麵包，也不會腿軟無力，安步當車的回到家煮些吃食給自己。那一天我很開心，知道終於成功的把自己的醣癮戒掉了。

在這個談醣色變的大時代，我們依然每天都需要面對醣類

不諱言的說，這四年來在各大FB低醣社團得知，採用生酮減醣飲食法而出現的身心狀況與社交窘境不勝枚舉。最大的困擾在於，並不是所有人都習慣限醣飲食，所以長期且持續的執行，確實有其困難。再加上身爲一個媽媽，辛苦地準備好三餐與點心，但孩子長輩並不喜歡的重重挫折，心理更是難上加難。

在不斷的反思之後，我開始購買各種飲食法的原文書籍，每天下班後潛心研

讀，親身實證碳水循環飲食。期間感謝黑哲教練、也是本書的營養運動顧問，每日指導三大營養素攝食比例，讓我走在飲食潮流的時尚尖端。隨著大時代的演進，更開闊與自由的生活型態，是下一波飲食新潮流。

一味不吃澱粉，是被「醣恐懼」所綁架

其實我一直很害怕體脂失控的局面，以我的年紀，現在正在面臨更年期，更年期的來臨意味著已經失去了女人的特徵，白話一點就是老了，身體各功能都慢慢在衰敗，新陳代謝也越來越緩慢。

很多減脂飲食法在更年期都會失效，所以我特別害怕吃碳水，在管理社團時，更常常看到團員分享著自己想吃甚麼、不吃甚麼與身體狀況、心情落點，再對照自己的抽筋、落髮、便秘、食欲不振等，我意識到，應該把運動從瑜伽換成重量訓練，因爲減脂也減掉了不少肌肉，是時候該把肌肉再找回來了。

我只需要一週一次一小時重訓，因爲黑哲是專業教練，在他指導之下的訓練重量，對我來說強度已足夠，如果眞的想在家裡自我加強，就做棒式或倒立。

「Ann，不要害怕吃碳水好嗎？」每次重訓課前，黑哲教練會提醒我在上課兩小時前吃一顆烤地瓜，每次重訓後，也要補吃碳水或喝一杯巧克力牛奶，還要照相傳到他的LINE，讓他複查我到底有沒有吃碳水。其實我常常只在重訓前吃一點點碳水，重訓後都直接回家，假裝忘記傳LINE給教練。我總認爲吃碳水就等於發胖，隔天馬上體重飆升，豈不是讓所有的努力都白費。

砒霜在人們的腦海中是一種毒藥，無味無臭，爲白色粉末狀，中國古典名著《水滸傳》中，潘金蓮毒殺親夫武大郎，用的就是砒霜，武大郎七竅流血而亡，所以一提到砒霜，我們都會產生恐懼和避而遠之的心情。

任意使用砒霜是一種毒劑，但是用之得當，卻能治病。《本草綱目》記載，砒霜外用可以止癢蝕瘡，內服可以袪痰平喘，到了現代醫學，砒霜的應用可治療皮膚、腫瘤，急性骨髓白血病 （APL）等疾病，在台灣非常普遍使用的伸定注射劑（ASADIN）就是砒霜（需要專業醫師診斷並指導使用）。

在生酮、減醣、限醣、低醣、控醣的飲食風潮下，我們腦海中建立了一個根深柢固的觀念：淨碳水等於肥胖。當然，精緻碳水與糖是眞的會影響健康，任意食之就跟砒霜一樣是毒，但在適當的時間配合作息攝食碳水，則會有另一片新天地。

當我有方法的攝食了碳水，重訓表現就開始大幅進步，可以在教練的協助之下練習引體向上，不但肌肉量增加，身型更為年輕（非一味的減脂），在爆發力上也有大幅的斬獲。因為身體狀態更上一層樓，所以面對許多的挑戰都游刃有餘，心情也相對平穩。

以前因為嗜吃碳水而被「醣上癮」綁架，後來因為懼怕碳水而被「醣恐懼」綁架，現在的我，沒有太過也沒有不及，隨著自己不斷的提升，感受到非常的自由，我享受著美食，同時也享受著隨心所欲不逾矩的開闊。

整個減脂的過程，是一條飲食法伴隨著心路歷程走下去的路，途中有時開心（看到體重變輕），有時傷心（看到體重變重或穿衣變緊），而且有時相當困惑（我到底該怎麼辦），有時候可以從眾一起走，而有時候又因為個體的獨特性，要獨自面對只有自己才知道的問題。我自己不斷修正每日飲食，錯了再試，對了繼續。世界上七十億人，沒有一個人跟我們一模一樣，隨時保持學習的心態與維持身心的平靜，選擇與取捨之間的拿捏是一步一腳印的累積而來，讓我們一起進入碳水循環飲食法。

所有人都知道，當身體年輕的時候，減脂增肌都相對簡單。在我的暮光之時，如果這樣的飲食方式能為我帶來長久的美好身心狀態，相信比我年輕的大家，一定會更能獲得碳水循環所帶來心靈的自由與身體的好處。

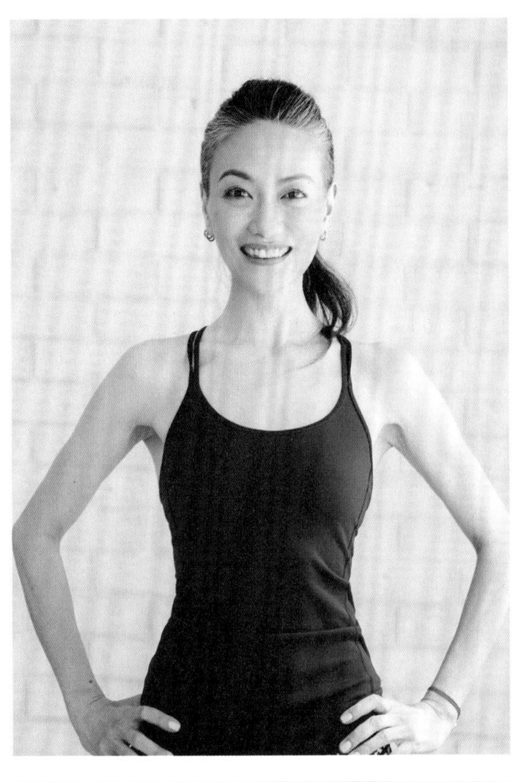
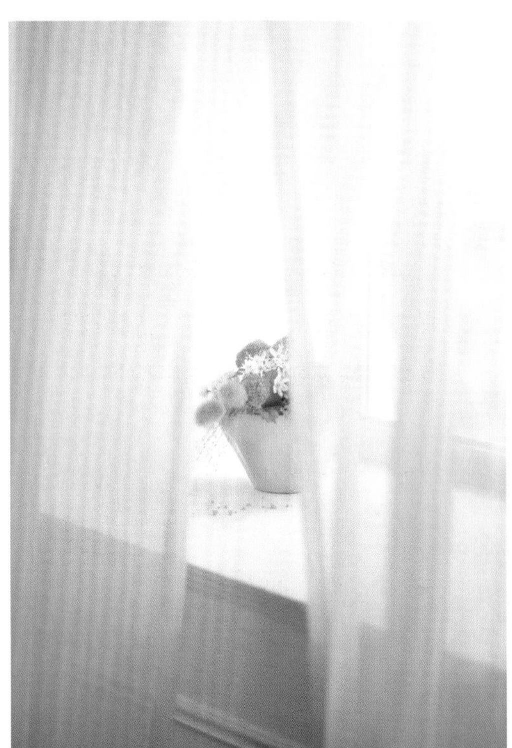
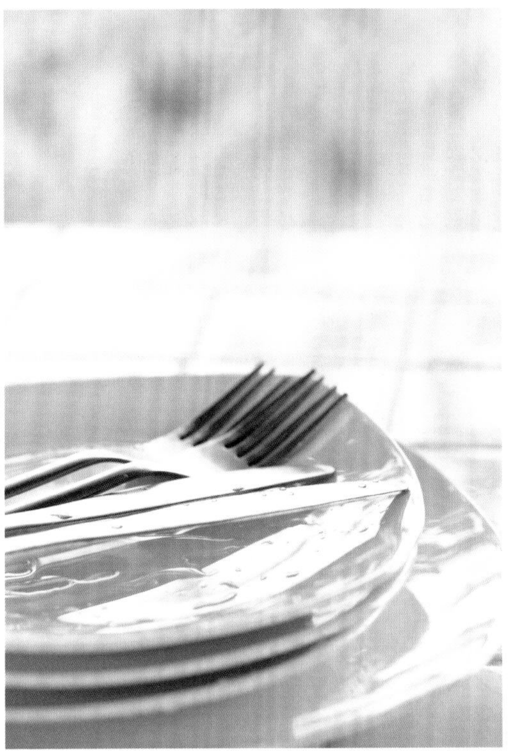
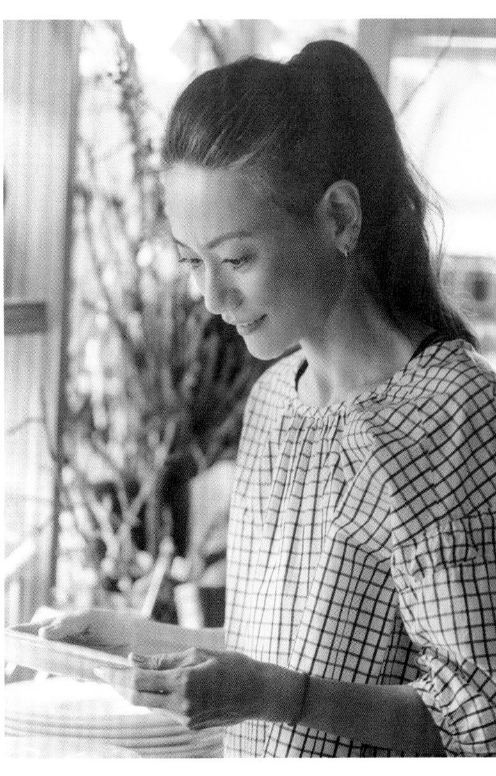

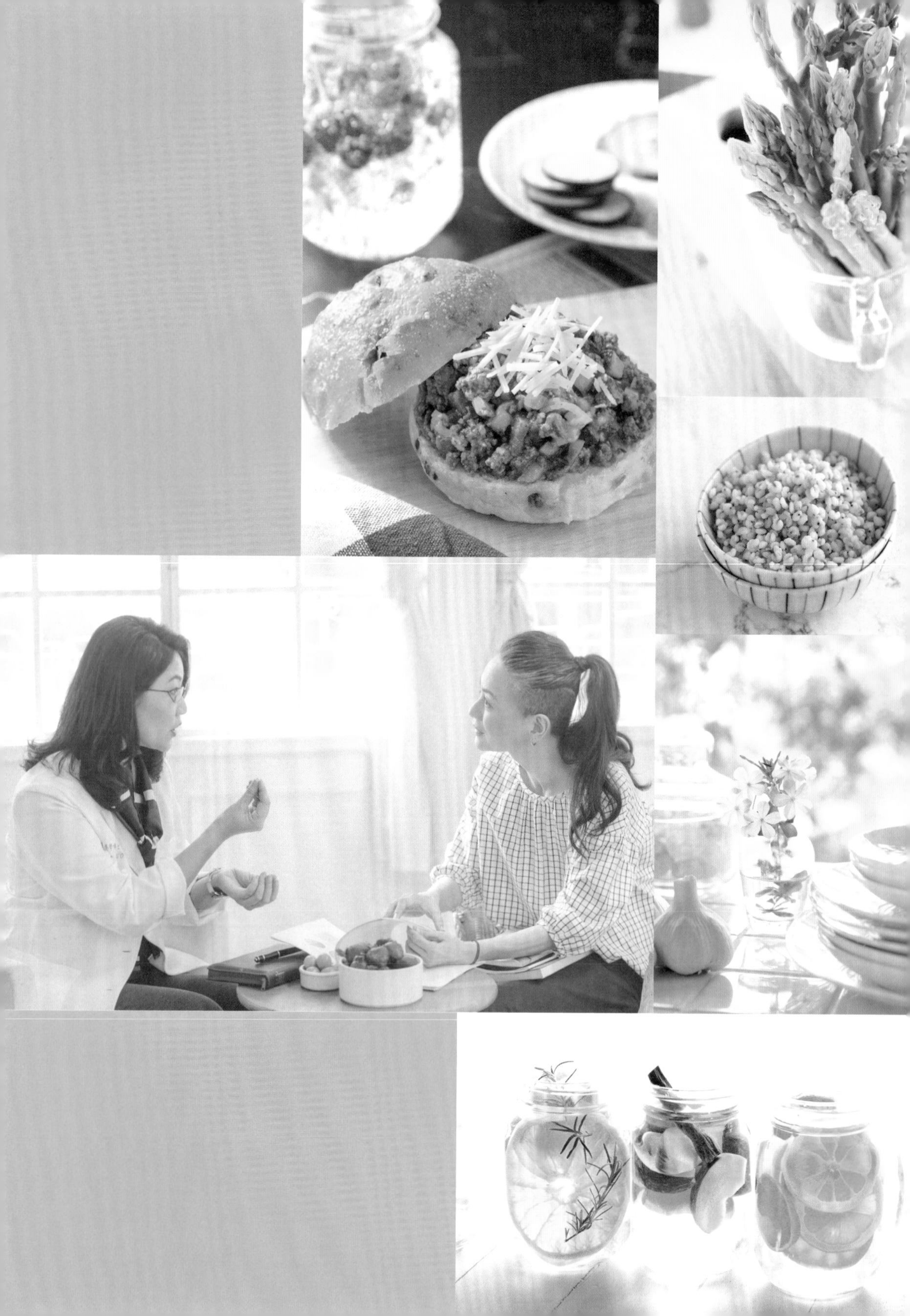

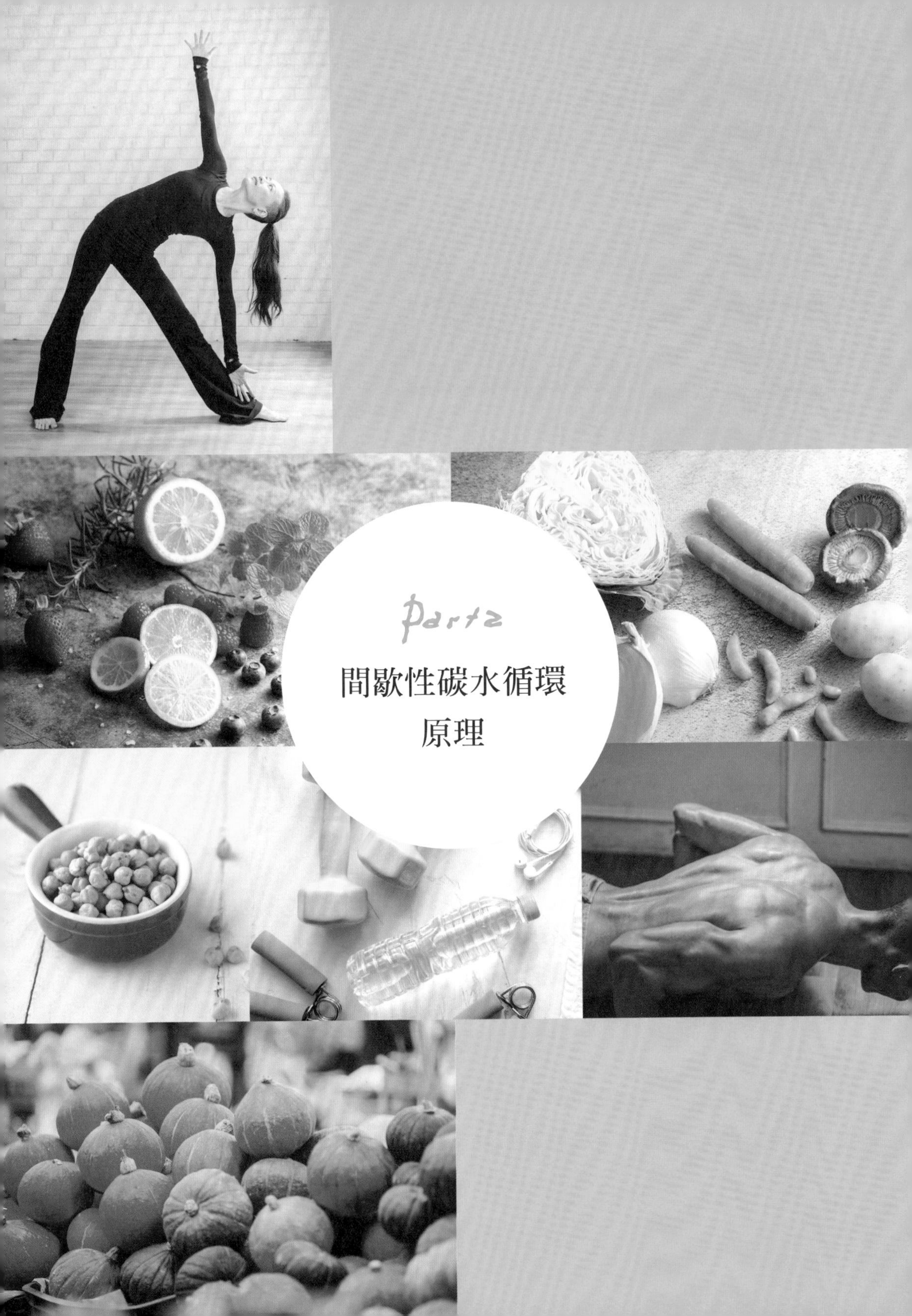

Part2

間歇性碳水循環原理

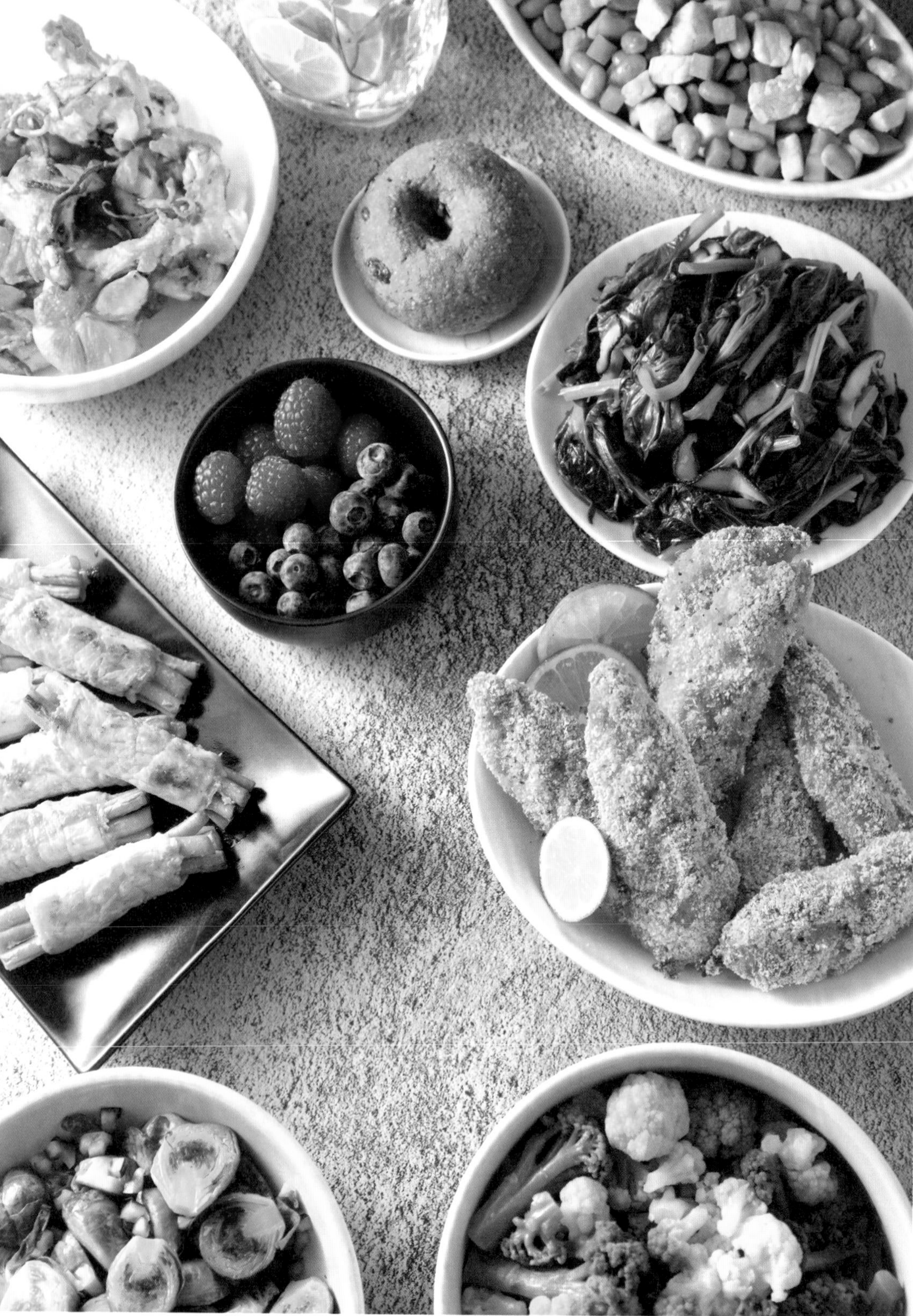

何謂碳水循環？

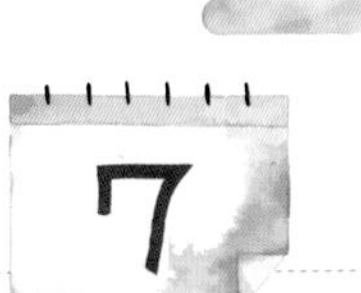

碳水循環飲食法分高碳日與低碳日（碳＝淨碳水，也就是醣類或澱粉與糖），以七天爲一個單位，將高碳日與低碳日放入日曆中相互交替循環，這是一種可以爲自己特別量身訂作的飲食法。依照每一個人的個體性（身高、體重、年齡、性別、作息、運動、習慣）來決定三大營養素（蛋白質、脂肪、淨碳水）每日攝取的比例，也可以依照慣性與飲食喜好，來決定自己甚麼時候可以吃碳水，並決定吃多吃少和怎麼吃。

只要知道如何執行碳水循環飲食法，無論自己下廚、外食、聚會、過年、過節、出國、吃大餐偶爾過量，都不再困擾自己與身邊的人，而且因爲全面的攝取三大營養素，在體重管理的路上可以走得長長久久健健康康。適時的讓胰島素正常運作，才不會因爲一吃碳水就糖暈；也不會前一天晚上吃了碳水，隔天馬上重2公斤；更不會因爲一時克制不住美食的誘惑而自責內疚，滿足美食之欲也同時可以行保健之實。

在碳水循環的飲食法中，一天可以吃三餐、四餐、甚至是五餐，完全由自己決定，無論吃幾餐，因爲總攝食量一旦已經確定，不會因爲餐數變多而使吃的總量增加，這樣的飲食法可以依照自己的習慣與腸胃道機能來自行調整，並且會滿意滿足，不可能飢餓難耐。

三大巨量營養素（蛋白質、脂肪、碳水化合物）與各種微量營養素（維生素與礦物質），對於維持身體機能運作都是必須均衡攝食的，只要找到自己所需的平衡點，就可以用最正常而且舒服的方式慢慢瘦下來。

因爲知道自己何時可以吃甚麼，對於規畫生活上的安排（條理分明）與平衡心理上的穩定（不會缺乏）著實有很大的助益，碳水循環是兼具身心平衡的一種生活與飲食型態。

因爲每個人的身體都是獨一無二的，而且每一天的作息也都不會一模一樣，所以學習如何當自己的飲食教練，保持機動，知道如何調整，隨時可以更好，攝食達到供需平衡，是碳水循環飲食法的意義所在。

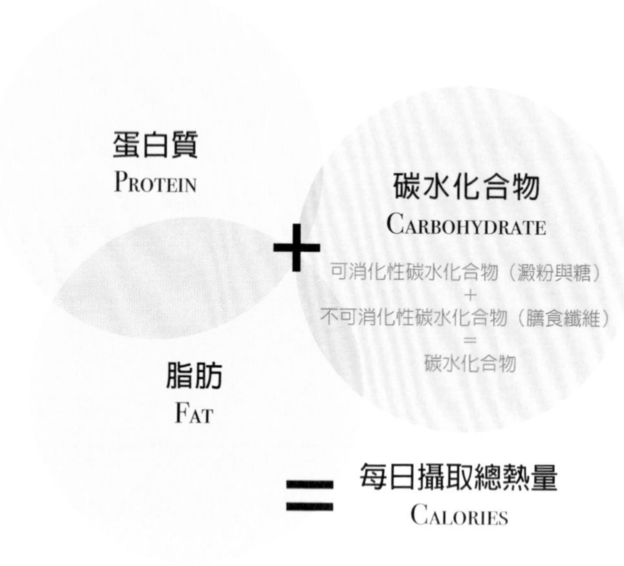

每個人依自己的身高、體重、年齡、性別、作息、運動和習慣
來規畫三大營養素的攝取量

何謂間歇性碳水循環？

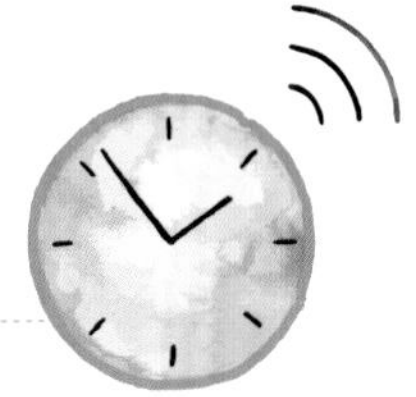

間歇性碳水循環比碳水循環多了一個重要的環節：每日（每24小時）在特定的時間，將一天所需要攝取的食物分量全部吃完。意思是只在這段時間之內攝取有熱量的食物，通常分成兩餐，其他的時間則攝取沒有熱量的食物。

攝食區間（Eating Window）爲每日連續8小時，任何連續8小時都可以，以中午十二點開始至晚上八點的時間爲最佳進食區間，會呈現較佳的減脂效果。當攝食區間結束後，其他時間只攝食黑咖啡、無糖茶或飲用水。

進階者可以設定每日攝食區間爲連續7小時或6小時甚至更短，或調整爲一天吃一餐加進食區間結束前的點心，其他時間只攝取黑咖啡、無糖茶或飲用水。在攝食區間快要結束之前，爲了有效持續長時間的飽足感，可以淋上好油攝取較多的植物粗纖維（綠色蔬菜），再多吃一些蛋白質（堅果或雞蛋）。

設定時間進食的好處

加拿大外科醫師梅默特．奧茲（Mehmet C. Oz）指出，晚餐和隔天早餐間隔12小時，能顯著降低熱量攝取，達到減脂功效，而且還可以幫助身體消耗體脂肪的時間延長、有效代謝、增加骨質密度、維持肌肉量、修復組織等。

不過，並非每個人都適合一天攝食時間只有8小時，像身體有慢性疾病、愛吃糖或嗜吃精緻碳水如甜麵包、蛋糕的人，執行起來會很辛苦，也很容易感覺到肚子餓，一定要從先了解自身是否有糖上癮的情況開始，對糖與淨碳水的渴求有所自覺，並建立碳水的基本知識，經過一步一步的了解與練習，再進階爲間歇性碳水循環。

初階者可以從睡前2小時不進食，與隔天早上延遲1～2小時再吃早餐開始練習，加上睡眠時間8小時，這樣可以很輕鬆就達成12小時的空腹目標。

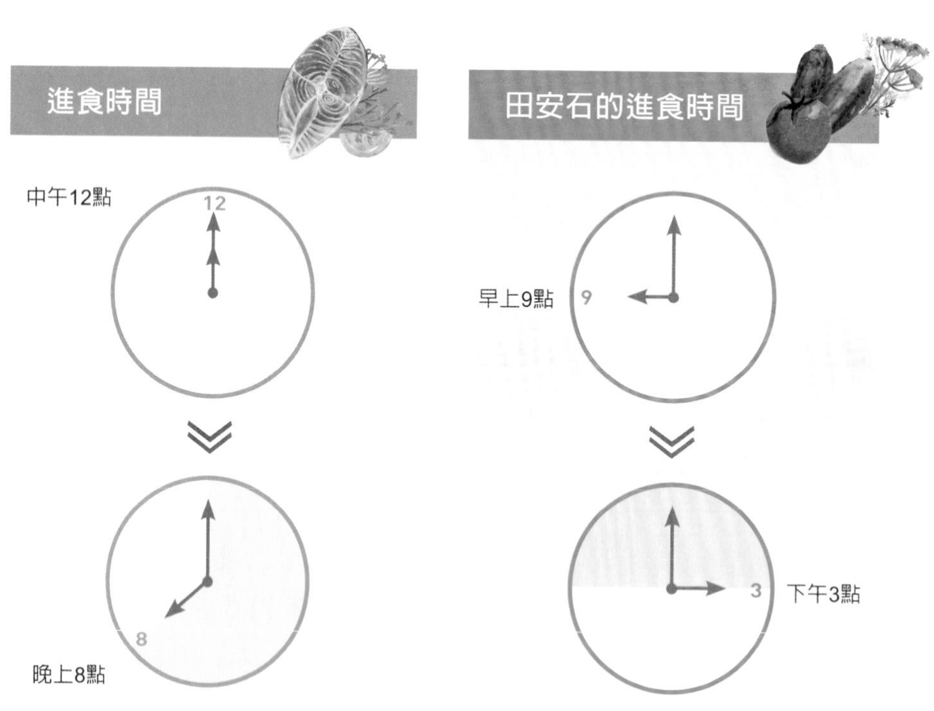

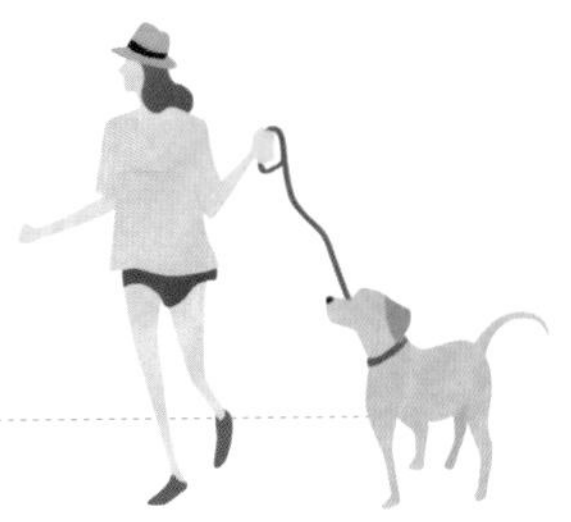

碳水循環的原理

高碳日（High Carb Day）

淨碳水攝食比例大幅增加，使血液中的葡萄糖和胰島素增加，這樣吃可以提供即效性的動能，讓自己在運動的過程中表現得更好（譬如打羽毛球或從事勞動工作），胰島素升高可使肌肉細胞中充滿較多量的胺基酸，有效維持肌肉量（進而防止肌肉流失）。

低碳日（Low Carb Day）

淨碳水攝食比例大幅減少，因此有效避免脂肪的儲存，可調節瘦素和飢餓素，達到最優化的減脂量，並排除身體細胞中過量的水分。

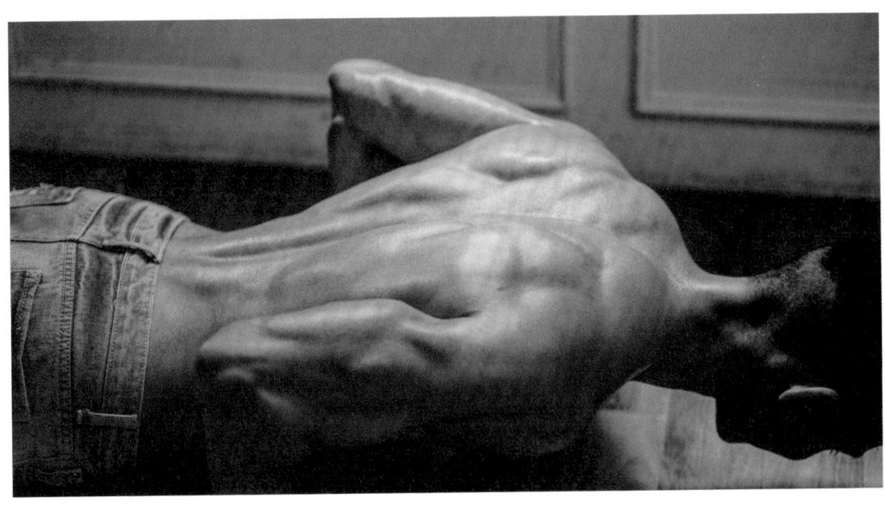

在進行間歇性碳水循環之前，請先建立以下概念：

1 對於精緻碳水和市售甜點已經有基本的認識與了解，並意識到糖上癮的相關訊息與症狀。

2 了解三大營養素，並且了解何謂優質碳水、好油與好蛋白質。

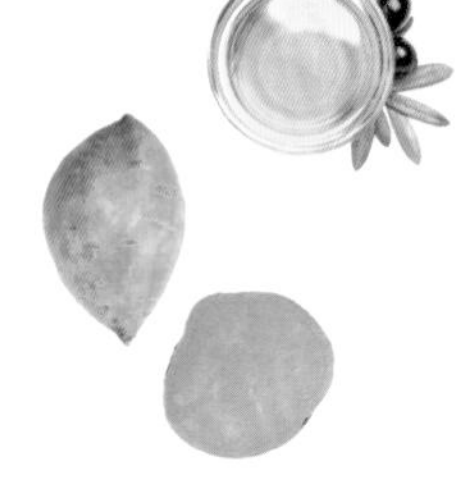

3 若身體出現健康狀況，應該以治療恢復調養為先，而不是減脂。

4 要盡量避免油脂與任何碳水一起吃的機會（例如：地瓜和馬鈴薯是我會吃的碳水，但炸地瓜或薯條就不建議大量食用）。

5 蛋白質可以跟優質碳水一起吃，蛋白質也可以跟好的油脂一起吃。

6 剛接觸碳水循環飲食法，若短時間內體重增加，請不用太過擔心。

7 減脂成效不求速成，猛必不久。

8 隨時具備調整三大營養素攝食比例的心態。

9 每個人的身體狀態都不一樣，請尊重自己的身體運作。

10 在動態中找到身體所需的平衡。

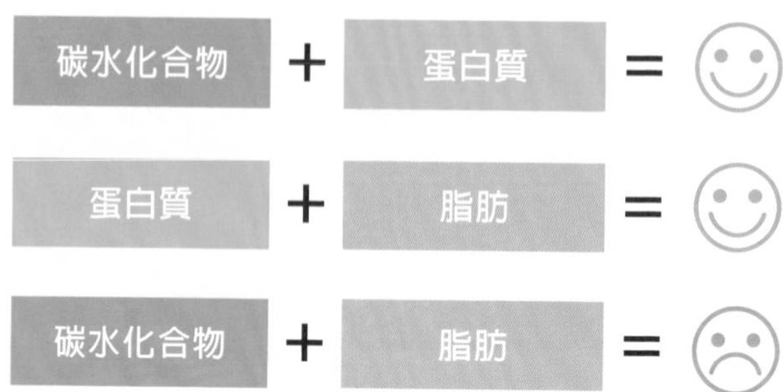

碳水循環的基本概念：

1 每一餐都要有充足的蛋白質。

2 每一餐都要有足量的膳食纖維（一天約2-3包有機商店的菜量）。

3 脂肪與優質澱粉可互換（多吃脂肪那天，少吃優質澱粉，反之亦然）。

4 不連續兩天攝取高碳水飲食。

5 在運動日攝取高碳水飲食。

6 一週平均體重作為後七天的飲食調整指南，在過程中累積經驗，優化未來的安排。

7 選擇的碳水盡量以藜麥、山藥、地瓜、黃豆、芋頭等為主，至於精緻碳水（糖、甜點、甜度很高的水果、運動飲料），如果真的忍不住，依照安排好的方式攝食（後文會介紹）為最佳。

8 一週的總熱量維持在自己設定的水平，無須用天計算。

9 先執行碳水循環飲食法，再進一步練習間歇性碳水循環飲食法。

10 我們不是專業運動選手，掌握高低碳水飲食的基本原則即可，無須計算到最精準。

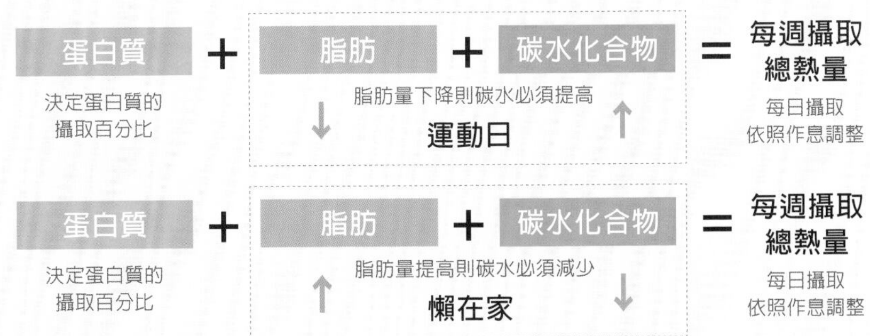

決定蛋白質的攝取比例後，脂肪與碳水化合物可以互換（脂肪多優質澱粉就少，反之亦然）。

小總結▶

依照自己的作息來安排攝食內容與分量並規畫攝食區間，以達到平衡三大營養素與微量營養素的攝取量，進食的時間、比例、分量是減脂效果卓越與否的關鍵。

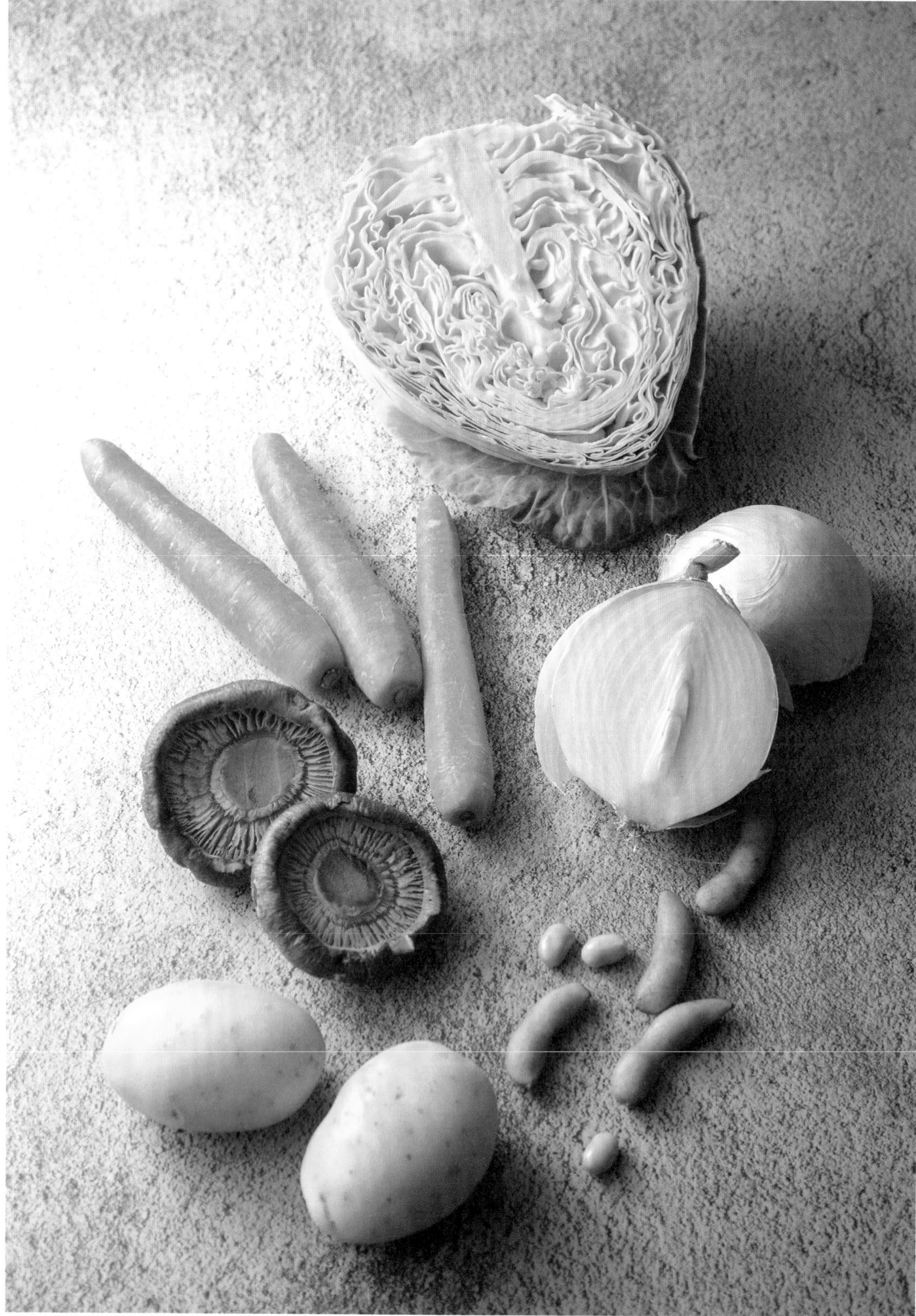

爲什麼我們需要碳水循環？

身體長期缺乏三大營養素之一的碳水化合物，很容易在某個節日或某個誘因之下食欲爆走，導致破酮爆碳。

在這個不能吃那個也不能吃的規定下，爲了防止持續性落髮、間歇性抽筋、長期性便秘、週期性口腔黏膜潰瘍、不定期的睡眠不安穩、食欲不振或食欲大增、甚至導致情緒低落或精神亢奮，還必須購買瓶瓶罐罐的營養補充品，之後因爲必須面對卡重和一吃碳水就體重回彈的難題，還有許多人甚至要面對人際關係上的不被認同與家人的不支持等。

吃飯皇帝大，吃原本是一件滋養身體而且非常美好的事情，卻因爲種種飲食法，讓生活充滿了限制。

碳水循環飲食法，是最貼近日常生活、容易執行與走得長久穩健的一種飲食法，可以名正言順的享受碳水的美味，更破除了碳水化合物被妖魔化的說法，傳達出適當的碳水對人體的重要性，只要注意精緻澱粉的攝取（譬如一般甜點、蛋糕、餅乾或者過度加工的米麵食品），了解自己可以攝取的量、在對的時間攝取，就可以開始方便執行、享受美味，更可以融入社交、維持體態與健康。

長時間採用限制碳水的飲食法將會遇到瓶頸

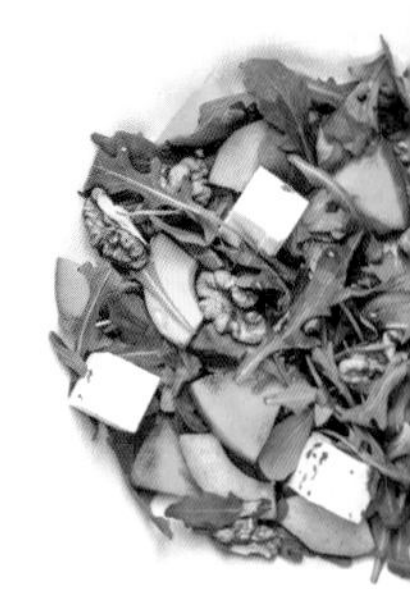

在講到碳水循環的好處之前，如果目前使用限制碳水攝取量的飲食法，減下來的重量除了脂肪與肌肉，還有很大一部分是身體細胞脫水，所以減脂到一定的程度之後，容易發生以下狀況：

一、卡重

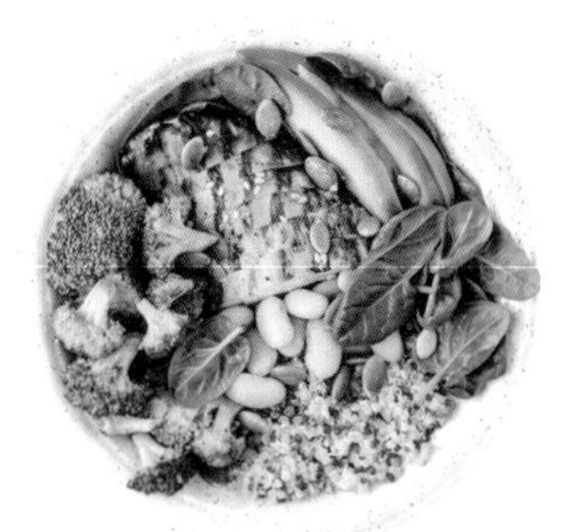

脂肪減少與體重減輕的同時，肌肉量也會減少，所以基礎代謝所消耗的熱量就會減少，這時如果攝取的食物量跟剛開始接觸生酮、低糖、減醣、限醣、控醣飲食法的時候一樣，就會卡重甚至體重增加。身體很聰明也知道如何節能，更有適應力，不會讓自己的體重無限下降。因此長期缺乏碳水，卡重是一個必然現象。

二、一吃碳水就頭暈，隔日體重回彈2公斤

試過限制碳水飲食法的人，大多都曾經雀躍於它的成效：「天啊，在這麼短的時間，不但可以大魚大肉多油多菜的，還會瘦這麼多！」

開心歸開心，但還是要警覺到，剛開始減少的重量中，大多是身體的水分。

人體百分之七十都是水分，身體的器官、細胞、組織、很需要水分來維持正常運作與新陳代謝，而短期造成體內大量脫水，體重當然會減輕，但時間一長，身體就會啓動生存模式的機制。當有一天食欲大勝自制力，忍不住享受

了碳水的美好，身體就會像久旱逢甘霖那樣，幫助細胞儲存水分，少吃碳水時細胞會脫水，多吃碳水時細胞就會儲藏水分。在缺少碳水化合物的飲食法之下，身體一定知道自己缺乏碳水化合物，所以一旦吃了碳水化合物，身體就會像海綿一樣快速吸收。再者，脂肪需要時間與過程才會長在身體上，沒有可能一個晚上「長胖」2公斤，這2公斤絕大部分都是水分。

三、到底應該怎麼吃？

我不知道一般人可以持續多久的生酮、低糖、減醣、限醣、控醣飲食法而不放棄，或者多頻繁會克制不住食欲而吃了甜甜圈，但我可以確定的是，當發生所謂的補碳、破酮、破戒、失控、大吃的情形時，其實就已經落入碳水循環飲食法了。

如果你非常喜歡限制碳水的飲食法，也不會想念碳水的美味，又可以維持健康與活力，社交、旅遊也都順風順水，那麼我獻上誠摯的祝福，請繼續原來的飲食方式。

如果還是對多元的碳水有所想望，有時候很難遵守某種飲食法，碳水循環飲食法剛好可以滿足你內心對記憶中美食的懷念與渴望。

如果有一種方式，可以教會自己如何安排碳水的攝取方法，先好好安排何時可以享用美食，像期待見到心愛的人一樣，滿心歡喜的看待碳水，我覺得是一件很美好的事。

碳水少了，
微量元素與礦物質同時也缺乏了

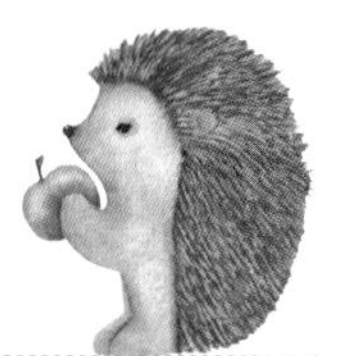

除了攝食三大營養素之外，微量營養素（Micronutrients）對身體健康也非常重要，很多微量營養素都存在於全穀、雜糧、出土根莖類、完整豆類中，攝取足量但不過量的微量營養素，才是最長久的飲食方式。

全穀、雜糧、出土根莖類、完整豆類，含有豐富的礦物質與微量營養素，這些食材的養份主要是來自於生長環境，陽光、水、土壤與空氣。微量營養素粗分爲維生素（Vitamin）與礦物質（Mineral）兩大類。

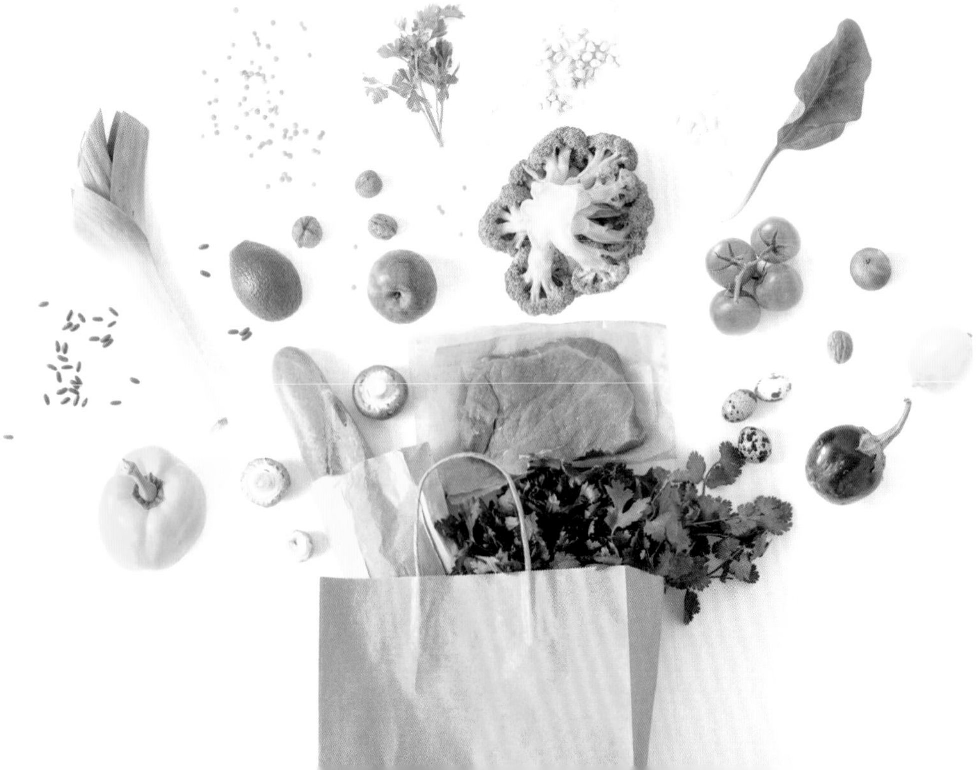

維生素

人體無法自己生成維生素，必須通過攝取食物才能獲得。雖然身體對維生素的需求量比三大營養素少很多，但維生素對維持身體的生理機能正常運作是不可或缺的。當飲食中所攝取的維生素不足，會導致維生素缺乏症（Avitaminosis）；當然，長期攝食過量的維生素也對身體有害（Hypervitaminosis）。均衡飲食是攝取足夠、但不過量維生素的最佳方式。

礦物質

礦物質是建構身體組織（如骨骼、牙齒），也是維持生理功能和代謝的營養素。礦物質存在於食物中，適量攝食各種食材以維持均衡的礦物質攝取，才能有助於維持身體健康。當攝取過量，會使體內的礦物質之間的競爭特性增強（拮抗作用，Antagonistic effect）、失去平衡，狀況嚴重會導致疾病發生。例如，大量的鉀在體內會造成鈉的流失，大量的鋅在體內會導致銅流失。

穀類的麩層含有膳食纖維、鎂、鉀、鐵、鋅、磷等營養素，胚芽含有蛋白質、維生素B群及維生素E，全穀類與根莖類保留完整且均衡的營養價值。近年來人人談糖與醣色變，以至於對全穀、雜糧、出土根莖類、完整豆類的攝取量驟降，碳水循環可以告訴我們如何多攝取五穀與根莖類。

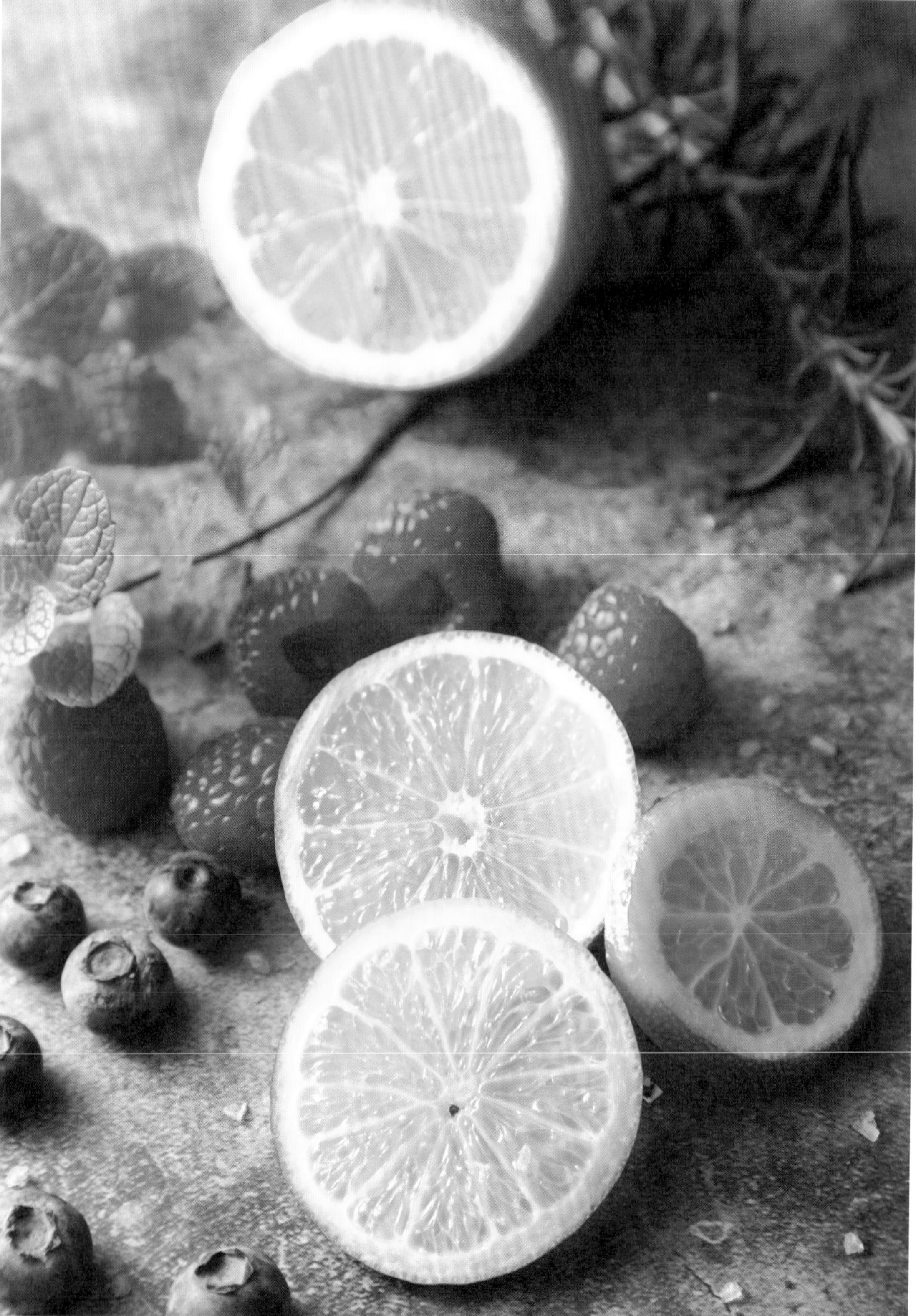

間歇性碳水循環的12大好處

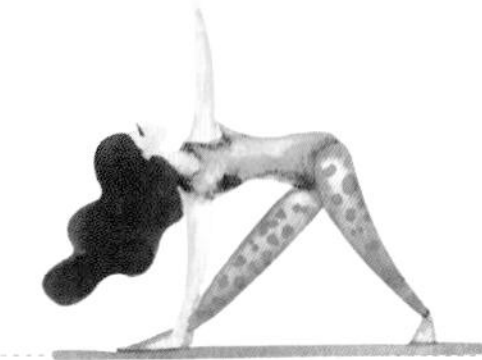

1. 無須捨棄任何自己喜歡的食物，同時也可以維持健美體態

2016年受邀至馬來西亞，我人生中第一堂低醣烘焙授課，是在吉隆坡的城邦花園。那天下課後，趁放風的空檔，我跑去當地的超級市場閒逛，沿途經過一條長長的美食街。遠遠我就看到我最喜歡的鹼水麵包（Soft Pretzel），於是我毫不猶豫的買了2份小顆的，也顧不得形象，像個孩子一樣的邊走邊吃了起來。

記得留學時紐約的街頭眞的很冷，鹼水麵包的小販推著冒煙的小車，麵包就掛在架子上，這是台灣見不到的好滋味，非常令我懷念，吃進嘴裡、暖在心裡，過去美好的回憶湧上心頭，我想，這是食物帶給我們另一種方式的 滋養吧。

在站了一整天的授課之後，消耗的體力比平時一般作息多很多，正好可以補充碳水，還是可以享受曾經這麼喜歡的美味，即使它是市售的麵包，也因爲作息的更動而可以小小享受一番。

2. 依照自己的作息，可以規畫何時吃原本喜歡的高碳水食物，而非所謂破酮或爆量碳水

每週二都是我的重訓日，所謂重訓就是加強重量的訓練。在上課前3小時與下課後30分鐘這段期間，我會補充的食物有地瓜、高粱、紅米、紅薏仁、藜麥、毛豆等，有時候也會喝一杯星巴克的豆漿拿鐵。

在我的字典中，只有依照自己的作息和體能來搭配飲食，我不會使用「破酮」或「爆碳」的激烈字眼來批判自己做得不好、不對、不完美，因爲事實上也眞的只是在不同的時間、吃各種身體需要的食物而已。

曾幾何時，淨碳水變成了人心的控制器，吃了很肥，不吃又很饞，還變成一個度量衡的尺規，衡量著自己與他人的優劣和減重的成敗。其實方法一轉、觀念一改，淨碳水的攝取或不攝取，就只是誠實的反映出身體因作息而有不同的需求，吃多吃少都可以調整，轉念就在一瞬間。

3. 多樣化的食材選擇，增加飲食的樂趣與多變性

我很少吃炸物，因爲會長痘痘；我也不吃帶殼的海鮮，因爲會過敏；更不常吃葷食，因爲不喜歡肉品的味道與口感。我對種籽類、根莖類、豆類的食物有所偏好，也喜歡用烤取代炸的方式烹飪。

說眞的，如果依照某些飲食法，就是無盡的吃帶著油脂的肉品搭配蔬菜或莓

果，對我來說，是眞的執行不了一輩子，但我知道有些人很能適應。如果你是那個適應良好的幸運兒，吃多久都頭好壯壯身體健康，非常恭喜你，請繼續原有的飲食法。

但是就我個人而言，我的工作固定、兩性關係單純、生活也沒有很大的火花，所以在食物種類的選擇上，我喜歡以少量多樣作爲訴求，嘗試各種不同食材碰撞出奇妙的美味，當成生活的亮點，發現新大陸的興奮。食物的世界其實很美妙，值得探索與嘗試。

4. 以結果論來修正過程，巧妙的微調三大營養素的攝食比例

我在採取飲食法減脂的過程中，無論成功還是失敗，最怕遇到的狀況就是：某種飲食法吃了一段時間之後，之後我應該怎麼吃？

跟著某一本書的14天菜單吃完之後，我又該怎麼吃？是一直持續吃14天之後，再14天，然後又14天，以14天的倍數無限輪迴吃下去？還是改回減脂以前的吃法？還是介於現在與之前之間的吃法？還是……？

有誰可以告訴我到底該怎麼吃？

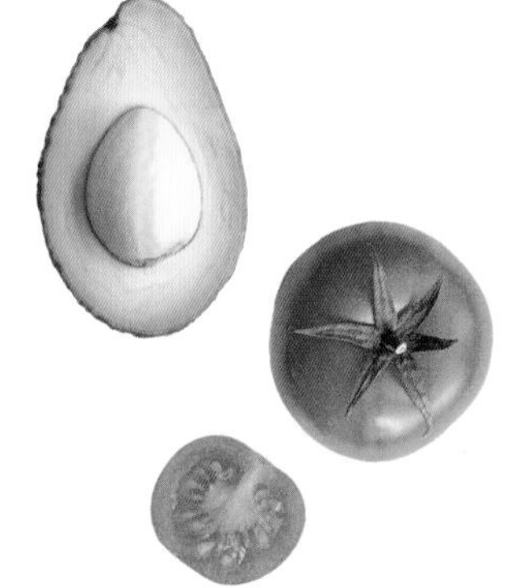

有些人說要聆聽自己身體的聲音，有些人喜歡跟著老師就準沒錯，有人買書上網自學，有人參加社團與課程再分享討論心得，也有些人到最後慢慢地就越來越不在意，因爲太在意之後反而讓生活更顯得無力。

關於怎麼吃最好，我也曾經因此尋覓很久，我的結論是建議：在知道方法之後，開始實驗並且不斷進行修正，從每一次的改變中吸收經驗，最終會知道如何靈活的運用在每日三餐上。作為一個完全自主的飲食管理好手，要胖要瘦的調節，掌控在自己手上。

5. 攝食澱粉有助於幫助維持身體的肌肉量，加上強度夠的運動，更能有效幫助增肌

以我的作息來說，可以安排一週運動一次，每次一小時，一週運動兩次就會讓身體的負擔太大，所以我會把握這一週唯一一次的運動機會，全力以赴。

我相信每一個人都會擔心，自己辛苦減下的脂肪，很容易一個不小心就前功盡棄，所以很抗拒淨碳水，其實我又何嘗不是，所以有時候我會故意不吃碳水然後去做重訓，一來是擔心自己吃了淨碳水變胖，另外是想測驗一下自己在不吃淨碳水的狀況下，體能在運動過程中的展現效果會如何。

果不其然，在沒有補充淨碳水的重訓課中，常常力不從心做不起來，導致姿勢不確實，很容易因代償作用而受傷，也會沒做幾下就感到頭痛頭暈想吐，上完一整堂訓練課程的效果非常不理想。這對我來說，無異於浪費了自己讓身體維持肌肉量的學習時間。

於是我開始在每週二增加自己的淨碳水攝取量，結果發現在肌肉用力的時候可以有更多的專注感，每個動作都感受到肌肉纖維緊緊包住相鄰的骨骼，在對自己身體有意識的狀態下做完每一個

動作，之後的肌肉痠痛也會因爲攝取了淨碳水而恢復良好，而且可以變瘦，於是，我漸漸的越來越喜歡這樣的生活、這樣的自己，和這樣的飲食法。

6. 自在的參與任何社交場合，並享受任何美食

我是一個投身工作的職業婦女，需要拜訪客戶出差開會、參加聚餐尾牙春酒，我也有很多好朋友，大家會一起約出來吃吃好料閒話家常。

在社交場合中，每個人關心的其實是自己在社交場合的表現與如何擴充人脈關係，以增廣見聞、享受美食爲訴求，而且飲食的喜好很主觀也很私人，除非對方開口問，我才會簡單的講一下不要吃太多精緻甜食這個概念。

社交場合不是教室，也不是深入了解彼此的互動。我喜歡跟大家一起開懷的天南地北閒聊，去沒有去過的好地方吃喝玩樂，沒有抱著刻意的心態，只是增添生命中一些平常不常遇到的熱鬧，然後和樂的融入其中，享受著生命的每一次與衆人的交融。

7. 自然攝取到微量營養素與膳食纖維，擺脫瓶瓶罐罐的保健食品

在出第一本書的簽書會上，除了帶讀者深入瞭解不用麵粉和糖做甜點的手法與方式之外，我記得很清楚，在Q&A時間有一位讀者問我，吃生酮或低醣飲食時便秘怎麼辦？

我記得更清楚，我的回答是：多吃一點膳食纖維含量多的碳水，譬如地瓜之類的，因爲碳水有助於腸內好菌叢的平衡，而我自己也會這麼吃。

我知道很多人會因爲便秘而需要補充益生菌；因爲會抽筋而補充鎂、鈣；因爲水果吃得很少而補充維生素C；因爲掉頭髮等而補充生物素（Biotin），因爲我自己也是如此。

在安排淨碳水攝取日之後，漸漸的可以睡得很安穩，也不再需要這麼多的瓶瓶罐罐，這讓我有一種不虞匱乏的安全感，因爲我知道，自己需要吃的都在市場各處，很方便就可以購得，無須囤積甚麼團購甚麼，也不怕缺乏甚麼營養素，而因此怡然自得。

8. 降低吃與不吃的內在罪惡感

我的心中常常有兩股聲音，一種聲音告訴自己「不能亂吃」，另一種聲音則是「吃一點點哪會有甚麼關係」。我相信這兩種聲音會在所有人的心裡不斷的此起彼落，特別是在飲食控制減脂的過程中。

每逢我的家庭聚餐日，前一天一定是我的低碳日。我喜歡跟家人一起盡興的感覺，聚餐時我會先吃蛋白質與蔬菜，然後看情況與喜好跟家人一起分食所謂的犯規食物，特別是過年媽媽親手做的八寶飯、拜拜又應景的蛋煎年糕、從日本買回來的柿餅，我不想爲了到底該吃還是不該吃而苦苦掙扎。

可以在不同的狀態下吃不一樣的食物，並不是全新的概念，大汗淋漓後只想喝水、天冷想吃火鍋夏天愛吃冰、生病沒食欲只能喝點流質，這是身體在自然界本身就擁有的能力。

飲食法是很個人的選擇，找到自己適合吃的量與生活調配得宜，就眞的很簡單的維持自己想要的體重與體型，吃或者不吃，依然安然的過著每一天。

9. 自然養成規畫未來與自持自制的能力

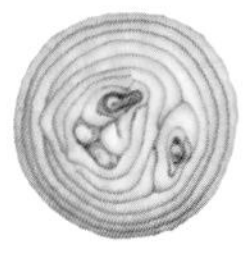

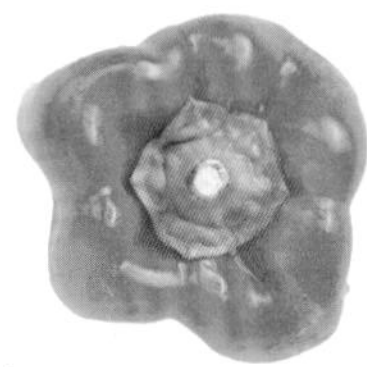

除了每天早上量體重，再算出一週平均體重之外，我喜歡測量的數值是腰臀比，因爲女人就是最容易對從腰開始到屁股和大腿不滿意，坐著的時候那一圈腰間肥肉，擠在中央讓人動彈不得的悶，我能夠體會是多麼想除之而後快。

我已經50多歲了，依然每天做飲食上的調整，選擇當季食材，一發現腰上多了點肉，高碳日一週就減少一天。這個道理很像嬰兒一出生只能喝奶，漸漸添加副食品，然後開始吃一般食物，在不同的階段，有不同的調整，在建立糖癮的概念之後，就可以進化至下一個階段，運用碳水循環飲食法，每天更認識在現階段可以怎麼吃。

世界上沒有任何人可以幫助你吃喝拉撒睡，每一個動作都是自己的事，給自己一個機會學習，養成毫不費力自自然然運作的習慣，成爲那個最喜歡自己的自己。

10. 愛有所選，選擇所愛

我在大學時期有一群好朋友，當時大家都想談一段轟轟烈烈的戀愛，所以也特別在意自己的外型。其中有一個女同學特別喜歡邀我一起，星期一到星期五去圖書館讀書、星期六日一起賣菜閒逛，當初我也不特別在意，直到後來，她跟我說，她只要跟我在一起就會不自覺的跟我吃一樣，也不會特別想吃洋芋片或冰淇淋。

選擇飲食與選擇朋友都相當重要，找到對的飲食法，會反應在自己所有的表現上，不僅僅只是體脂降低而已，還會在工作、感情、交友、自信甚至收入上都看到結實累累的美好果實。想要成功？從選擇飲食法開始。

11. 生活中充滿了期待美食的好心情

炸芝麻球、鹹水餃、生煎餃、叉燒包……這些都是我叔叔非常喜歡吃的高碳水點心，但他卻總是被專業醫師和家人告誡要忌口。

我們會相約一起去新生北路上的長春素食吃飯，這代表著當天他「被允許」吃他喜歡的甜點，這一份小小的允諾，他告訴自己可以這麼做，這一份小小的期待，爲他帶來生活上的希望與雀躍。

那天的到來，叔叔嬸嬸會提早出門，不搭接駁公車走到捷運站，也會早一站下捷運，全程增加步行，吃完飯後再散步往家的方向走去，走累了就在最近的一站搭上捷運回家。

每次吃飯，當我看到叔叔一大口就咬下三分之二的芝麻球，露出幸福滿意的表情，不斷的喃喃的說好吃好吃，只差沒有流下眼淚，這讓我深刻地感受到，那種吃一口的期待，可以讓一個人對將來保持著希望。

12. 依照方便性，自訂飲食計畫

我知道自己煮可以為健康把關，但我也知道並不是所有人都可以自己下廚，也許偶爾可以煮些簡單的吃食，但無法餐餐煮。

我常常需要坐飛機，在坐飛機的前一天，我會吃好吃滿吃飽，隔天一早梳洗後，把身體中的排遺物排除乾淨，準備開啓旅程。

坐飛機的時候我不吃飛機餐，會隨身帶著裝在小容器的奶油，餓了就吃幾口，吃完再放回包包裡，並適時補充水分。窩在一個窄小的座位上受著飛機的艙壓，長時間的不活動，使肢體和五臟也擠在一起，這一天因為無法自己下廚，也剛好動得少，順勢吃少一點碳水，在長程旅途中會很舒服也很方便。

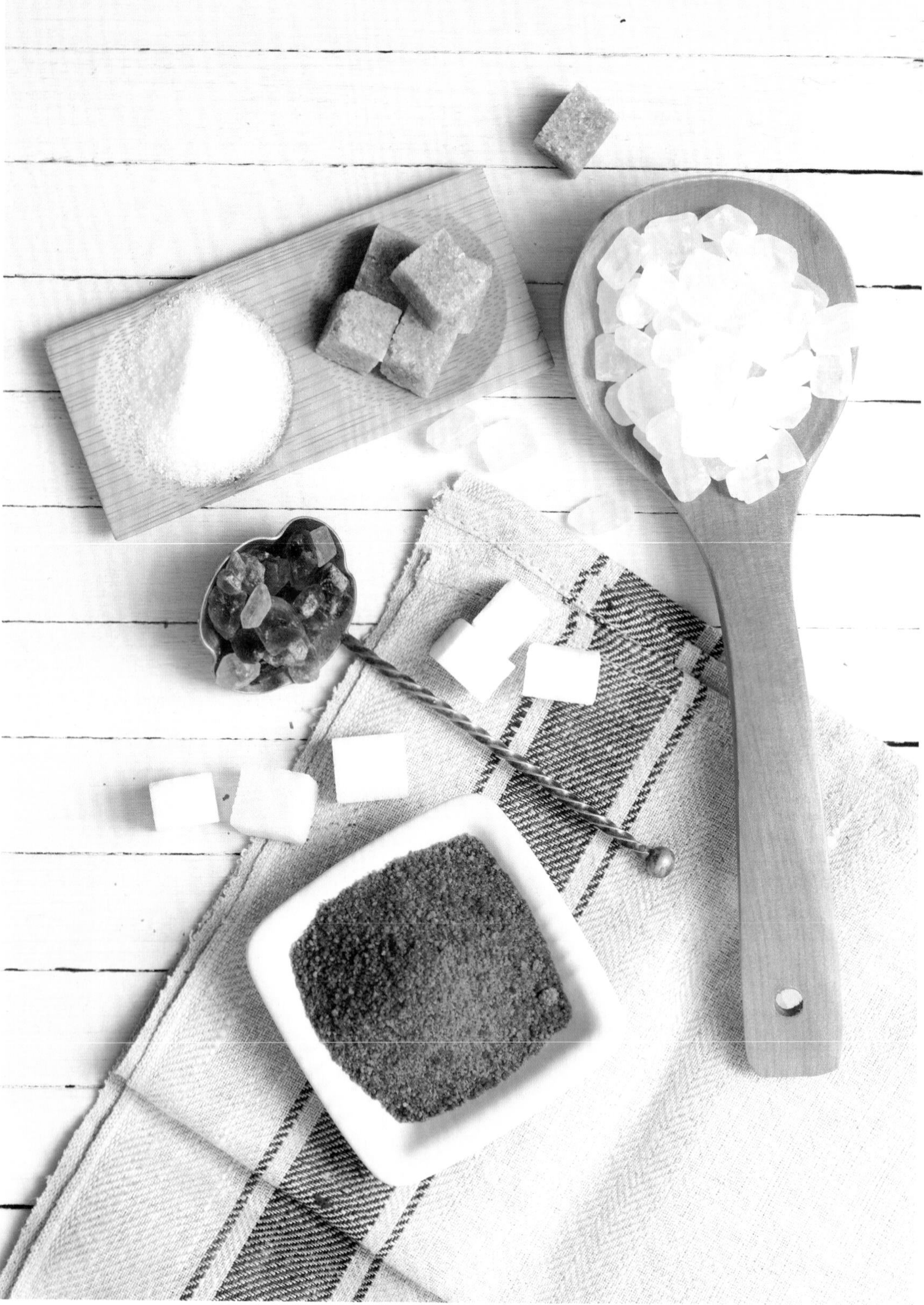

能覆舟亦能載舟：醣上癮的原因

醣上癮跟毒品上癮的反應有很類似的症狀。

人類在幾千年的進化中生存至今，一出生我們就有吸吮的本能。爲了保住生命、確實繁衍後代延續與加強生存能力，吃東西之後身體會與大腦互相作用而產生愉快又滿足的感覺，讓我們喜歡上進食這件事。尤其是吃了身體可以馬上利用來面對突發狀況的碳水，腦內就會分泌令人愉悅的多巴胺（Dopamine DA），來獎勵吃碳水這樣的行爲，讓我們有足夠的應變與熱量來對抗生活中的變數，因此越多空熱量的食物越讓人喜愛。

當我們做了一些事，譬如運動、買自己喜歡的東西、吃甜食、做愛做的事、聽喜歡的音樂等之後，腦內會分泌多巴胺（一種神經傳導物質），它負責大腦的情欲與感覺，幸福與開心的感受都是因爲分泌了多巴胺。

我們很喜歡那種幸福的感受，而當你無法抗拒這樣的感受，就是一種上癮症狀。阿爾維德．卡爾森（Arvid Carlsson）於2000年因多巴胺學說贏得諾貝爾醫學獎，他提出：我們在日常生活中常常遭遇到不開心的事，所以會希望藉由做些甚麼來增加愉悅感。當我們喜歡上大量分泌多巴胺的感受時，多巴胺就站上了主導自己行爲的位置，我們只會想做那些會分泌多巴胺的行爲，例如，我們會決定再吃一塊美味的巧克力蛋糕，並且，大腦會記下吃完巧克力蛋糕會更愉悅的記憶，當我們一旦感受到生活上的壓力的時候，就會伸手張口開始吃甜點，然後享受多巴胺帶給我們的短暫愉悅。

當我們重複獲得這樣的愉悅到依賴程度的時候，大腦的記憶會變成一種反射動作——「吃完甜點等於獲得幸福感」。多巴胺的傳導會變得越來越快，從本來還會考慮要不要在飯後來一塊巧克力蛋糕，到後來自然而的就會直接拿一塊巧克力蛋糕，把它塞進嘴裡，心滿意足的吞下肚。日子再繼續下去，就需要更多塊巧克力蛋糕，才能達到相同的愉悅感。

除了多巴胺，我們喜歡吃醣還跟身體對醣的運作有關。我們喜歡甜食或高碳水的食物，是因爲甜食和高碳水代表醣含量高，能夠迅速升高血糖，應付突發性的危急事件，之後還可以儲存爲體脂肪，幫助我們對抗生活中長期的匱乏、飢餓與天候的多變。大腦隨時間和經驗逐步建立的、自發性的、反射性的覺得吃甜食等於愉悅，這種身心上的依賴，就是所謂的醣上癮。

醣上癮常見症狀

1 吃完飯總是想要來杯甜飲料或吃個甜點，才會覺得心滿意足。

2 肚子餓時，會心情低落或手腳發軟。

3 不餓的時候很習慣隨手來點糖、餅乾、薯條、蛋糕、奶茶之類的零食。

4 一開始吃零食，就會吃個不停，把整包吃光。

5 當壓力一來，就會想要吃點甚麼東西滿足一下。

6 總是管不住自己的嘴，想來點甚麼吃吃喝喝。

7 別人都覺得很甜的東西，自己吃起來卻覺得剛剛好。

8 吃完甜點後身心舒暢，但不久後又陷入低潮或壓力的情緒狀態。

當我們習慣用多巴胺來安慰自己的時候，所需要的多巴胺就會越來越多，才能達到起初多巴胺給我們的愉悅感。上癮時間越長，爲了達到同樣的愉悅感，我們需要的巧克力蛋糕也就越多。醣上癮不代表我們是個爛人，更不代表自己是一個沒有自制力的失敗者，這只能代表養成了對甜食與碳水的一種習慣，用自制力去抵抗習慣性的食欲是一件徒勞無功的事，因爲我們的意識是無法長期抵抗本能的。

請不要用自制力告訴自己不要吃或不能吃，這樣只會讓自己的減脂之路更艱辛。經由了解原理，觀察日常生活中對於自己對甜食與碳水的渴求，藉由碳水循環飲食法，在適量適當的情況下攝食甜食與碳水，建立新的習慣，健康減脂的成效將隨之而來。

大腦獎賞系統

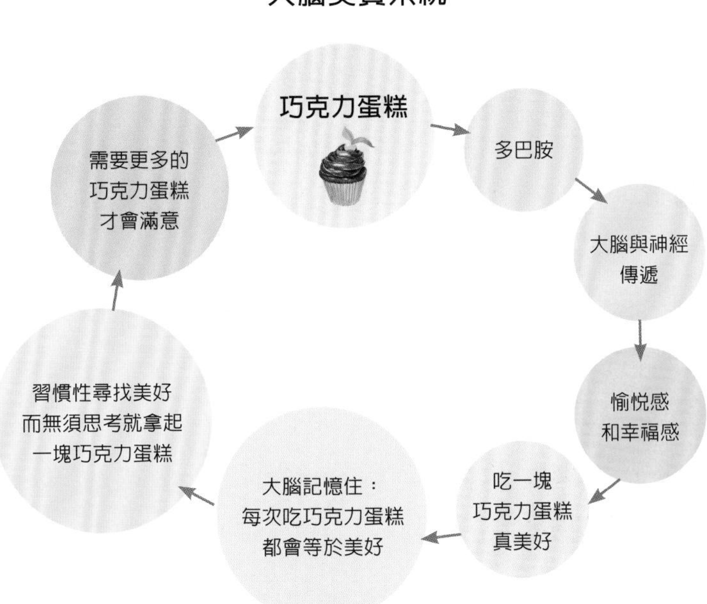

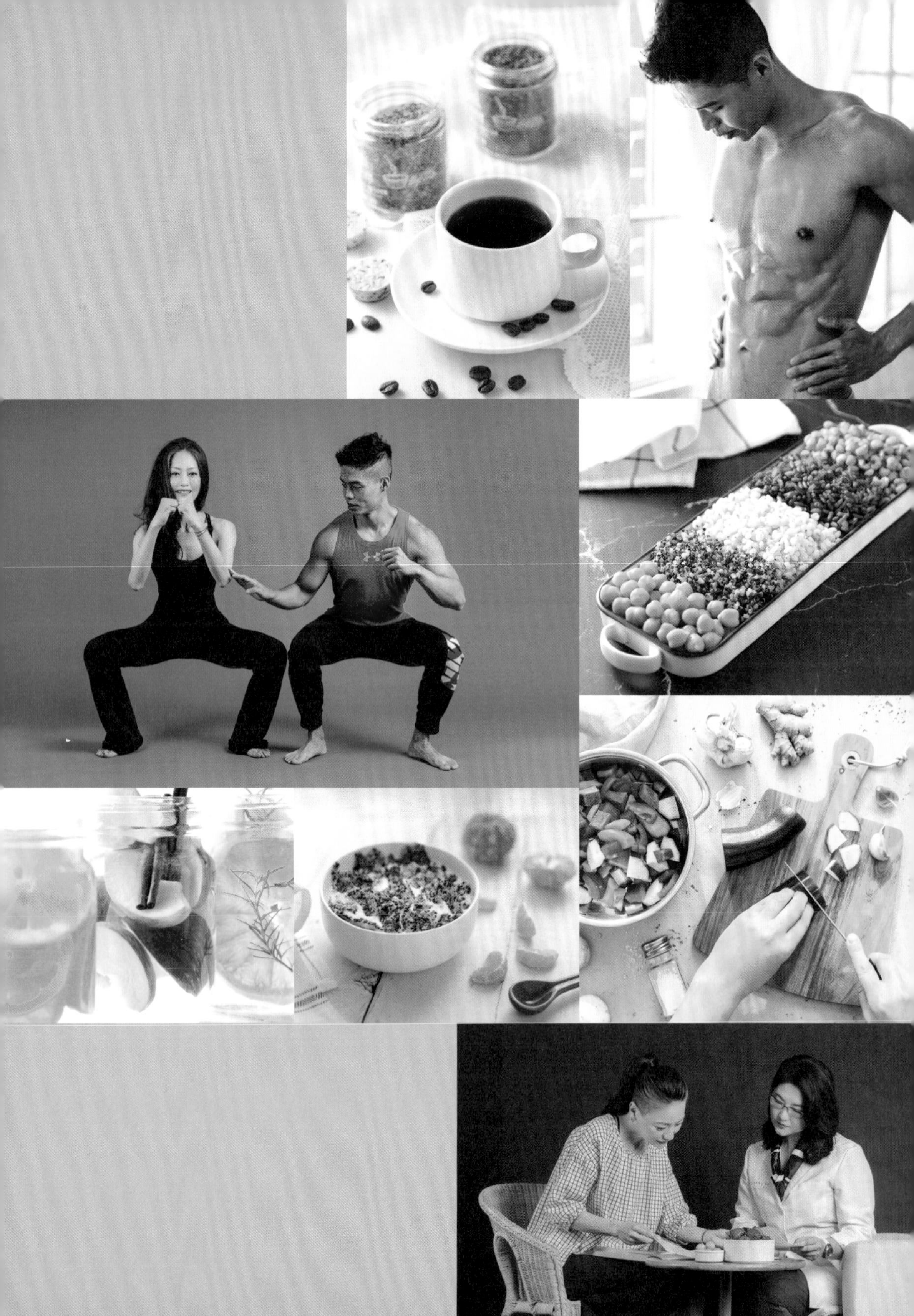

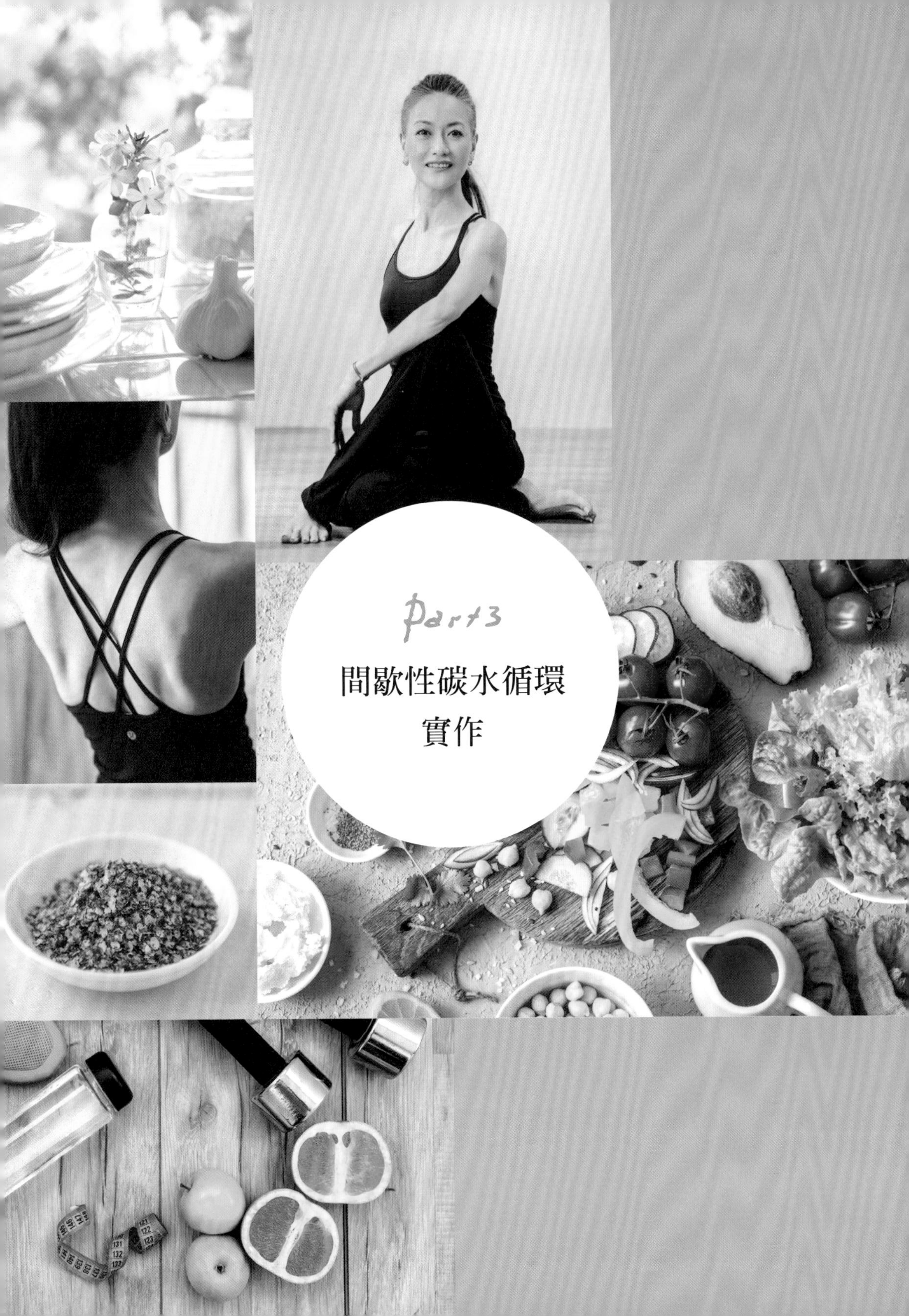

Part3 間歇性碳水循環實作

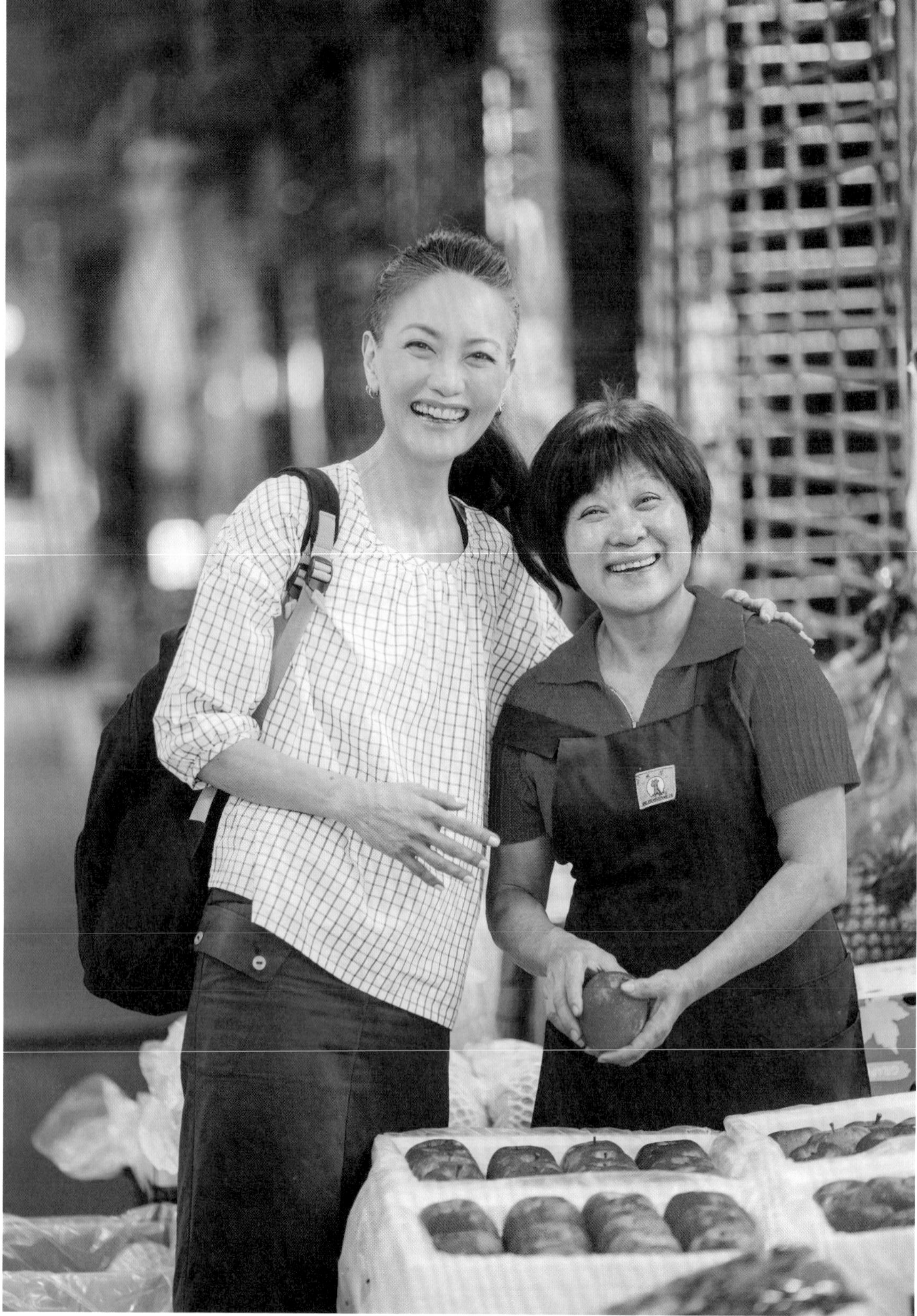

碳水循環
飲食法與範例（初學者篇）

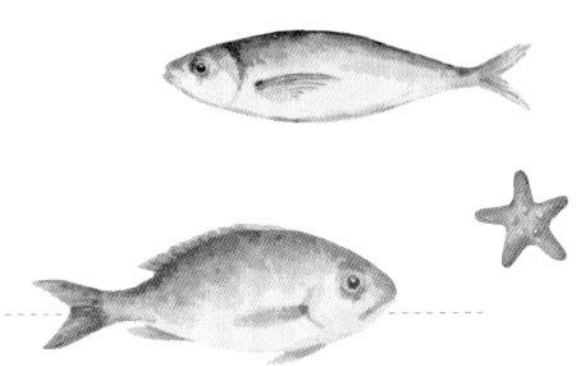

兩種碳水循環的飲食的計算，一種完整，一種簡單。

可以先從完整的方式開始，也可以從簡單的方式開始，無論哪一種方式都可以，只是給自己一個概念，真正要吃甚麼、吃多少、怎麼吃，還是需要依照測量與觀察每週平均體重、健康狀態、生活型態的不同來修正。

簡單計算方式：

★知道高低碳三大營養素的比例，並配合自己的生活型態，來選擇當日飲食應該高碳還是低碳。

★預估自己這七天所需每日攝取的熱量為多少，算出三大營養素攝取重量。

★每餐都要吃到蛋白質（把蛋白質平均分配在每餐中）。

★以每週的平均體重來重新調整自己的飲食。

增加蛋白質的攝取量爲第一步

可以先設定自己每日的攝取熱量來規畫餐盤。

而每人每天的熱量不要少於1200大卡，這是最基本的熱量需求，一般體型、非勞力工作的女性可以從1200～1500大卡的區間開始試，一般體型、非勞力工作的男性可以從1500～1800大卡的區間開始試。

低碳日

如果田安石這週設定每日攝取1500大卡，低碳日的三大營養素比例建議量是：

蛋白質45%　脂肪35%　淨碳水20%

每日三大營養素攝取量的計算方式為：

	總熱量（卡）	X	營養素占比	÷	熱量換成g重	=	吃多少g重
蛋白質	1500	X	0.45	÷	4	=	168
脂肪	1500	X	0.35	÷	9	=	58
淨碳水	1500	X	0.20	÷	4	=	75

在低碳日的那天，三大營養素攝取的量如下：

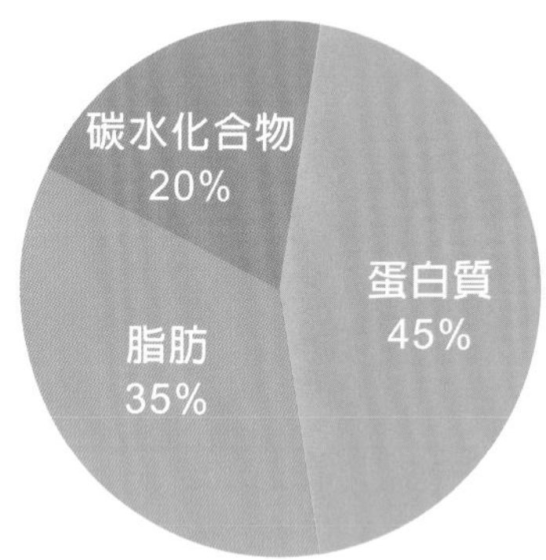

這是一天可以吃的總量：

蛋白質168g　脂肪58g　淨碳水75g

這天很類似一個內勤工作的上班族上班的一天，也很類似放假日睡到早上八點到十點之間，起床刷牙洗臉到市場閒逛採買，然後回家做一頓中餐，有菜有肉有配一點點藜麥，吃完去假日花市散散步，買束花回來整理一下之後小睡一小時，再準備自己和家人的晚餐，晚上一起看個電視，就這樣過一天。

如果這一天是放假日作息，應該會是睡到自然醒，然後躺在沙發上按遙控器，上上洗手間喝喝水，有時候起身拿手機在床上滑，翻冰箱找出超市買的雞胸肉、超商買的溏心蛋和生菜，喝一杯牛奶或豆漿。一整天都涼在家裡，甚麼事都不太做，要出門也是開車代步，停好車沒走幾步就到餐廳吃頓飯，吃完飯再開車回家。這天吃的熱量可以少很多，等隔天運動或勞動量增加，再把今天沒吃的量補足即可。

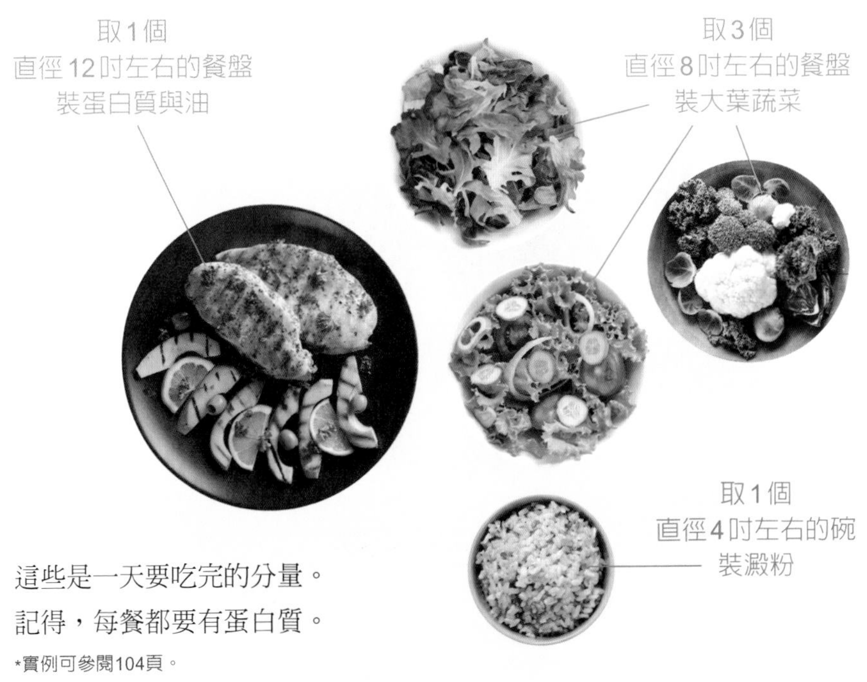

這些是一天要吃完的分量。
記得，每餐都要有蛋白質。

*實例可參閱104頁。

高碳日

在高碳日的那天，三大營養素比例建議量是：

蛋白質40%　脂肪20%　淨碳水40%

每日三大營養素攝取量的計算方式為：

	總熱量（卡）	X	營養素占比	÷	熱量換成g重	=	吃多少g重
蛋白質	1500	X	0.40	÷	4	=	150
脂肪	1500	X	0.20	÷	9	=	34
淨碳水	1500	X	0.40	÷	4	=	150

三大營養素攝取的量如下：

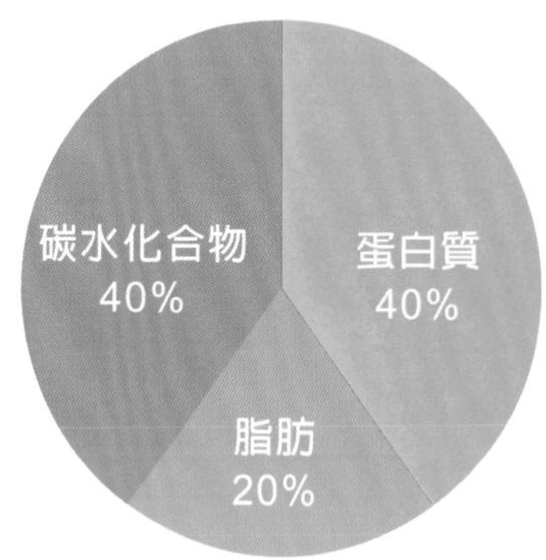

這是一天可以吃的總量：

蛋白質150g　脂肪34g　淨碳水150g

這天安排運動或體能消耗大的日子，淨碳水在運動前2～3小時或運動後30分鐘到1小時內吃爲最佳。

1以下都是熟食，這些是一天要吃完的分量。
記得，每餐都要有蛋白質。

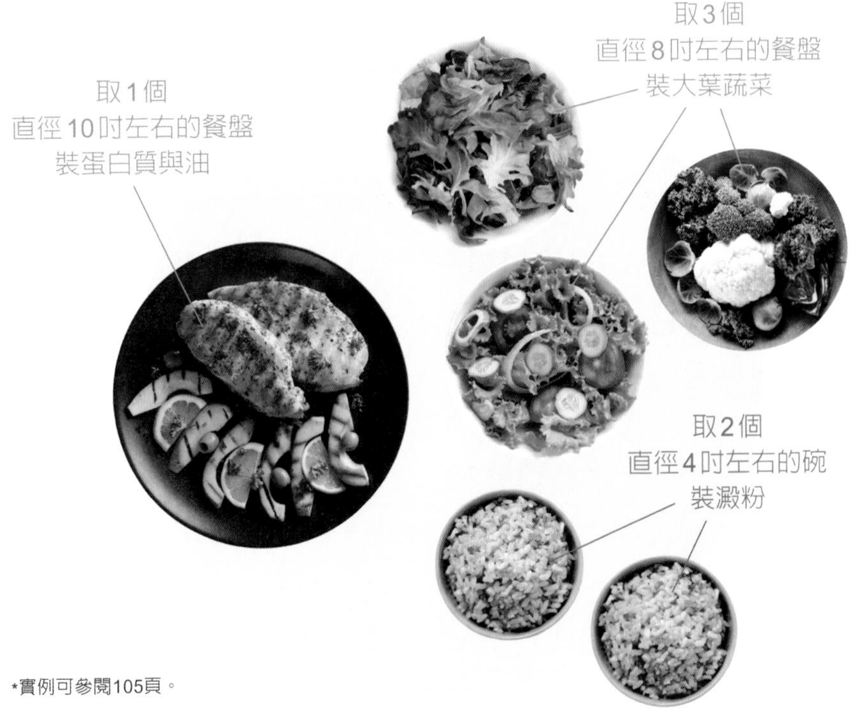

*實例可參閱105頁。

用最簡單的概念來想，就是每一天都要攝取足量的蛋白質，高碳日少吃油，低碳日少吃碳水。建議攝取比例如下表所示：

低碳日	高碳日
蛋白質 45%	蛋白質 40%
脂　肪 35%	脂　肪 20%
淨碳水 20%	淨碳水 40%

簡易執行、事半功倍的重點整理

精瘦蛋白質

如雞胸肉、豬里肌、鮪魚、全蛋等，對於初學者來說，精瘦的蛋白質最方便找到自己攝食蛋白質的分量，是最簡單上手的。

平衡Omega-3 與Omega-6的好油脂

再精瘦的蛋白質都含油質，所以先把握蛋白質的攝取量，再添加橄欖油、亞麻仁籽油、紫蘇油、星星果油、苦茶油、酪梨油、椰子油等到定量，就可以簡單找到均衡。

大葉蔬菜的每日攝取量，約為2～3包有機商店購買的葉菜類分量

如果買的是大陸妹或A菜之類的菜，煮過之後會縮很小，就需要吃到3包。如果買的是空心菜、地瓜葉、油菜、芹菜這類纖維比較粗的蔬菜，吃到2包即可。

如果吃的是生菜，放在餐盤中用目測不是很準確，因爲生菜與生菜之間的空隙很大，未過火前葉菜的體積也很大，用目測法會以爲吃了足量的纖維，但其實攝取的量並不夠，反而吃下脂肪與糖（生菜的沙拉醬大多含了油脂與糖分），注意生菜的目測菜量要加2～3倍，生菜的沙拉醬則盡量減少爲宜（可以撒上薄鹽取代醬料）。

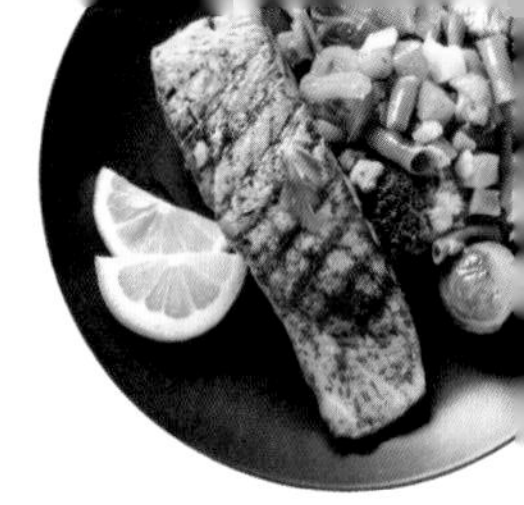

水解酶抗性澱粉

水解酶澱粉特別有甜味與口感，不用吃很多就可以滿足口腔對食物的欲望。水解酶澱粉煮熟後再冷卻（也可以簡單的將碳水煮熟再冷卻），約10～20%的淨碳水會變成抗性澱粉（Resistant Starch），因為抗性澱粉無法被人體消化吸收，所以吃這樣的澱粉對於身心的負擔都會相對較輕，這是一種「優化」一點點的概念。

不是所有的澱粉都會被唾液和胃液消化，這些不容易被人體消化吸收的澱粉稱為抗性澱粉。抗性澱粉分為四種，本書食譜使用第三型抗性澱粉（Resistant Starch III）為食材，運用了將澱粉煮熟再冷藏的簡單步驟，可以使部分澱粉（平均約10～20%）成為抗性澱粉RS3，因為抗性澱粉不會完全被分解，所以產生的熱量比較少，一克抗性澱粉產生的熱量約為3.6～3.2大卡，一克一般澱粉產生的熱量為4大卡。

抗性澱粉為難消化性澱粉，不易被身體消化吸收；相較於一般澱粉，攝取後對血糖上下起伏的影響較小。當抗性澱粉走到腸道時，還能促進腸道蠕動，平衡腸道內的好菌叢。每個人對於抗性澱粉的耐受度不同，而且無論如何，澱粉就是澱粉，如果本身有慢性疾病，還是需要詢問醫師，而在健康的狀態下，可以善用書裡的烹調方式。

食用抗性澱粉對我們的好處：

1 增加難消化性澱粉攝取
2 增加與平衡腸道內的益菌
3 預防便秘
4 減少卡路里的攝取
5 吃同樣的分量後，飯後血糖相對穩定

碳水循環三種簡單變化

1. 一天高碳日配一天低碳日，交錯執行，在高碳日增加活動量：

第一個星期		第二個星期	
星期一	高碳日	星期一	低碳日
星期二	低碳日	星期二	高碳日
星期三	高碳日	星期三	低碳日
星期四	低碳日	星期四	高碳日
星期五	高碳日	星期五	低碳日
星期六	低碳日	星期六	高碳日
星期日	高碳日	星期日	低碳日

2. 一天高碳日配兩天低碳日，在高碳日增加活動量：

第一個星期		第二個星期	
星期一	高碳日	星期一	低碳日
星期二	低碳日	星期二	低碳日
星期三	低碳日	星期三	高碳日
星期四	高碳日	星期四	低碳日
星期五	低碳日	星期五	低碳日
星期六	低碳日	星期六	高碳日
星期日	高碳日	星期日	低碳日

3. 高碳日安排在運動日，即使連續兩天都運動（或每天都運動），也不重複兩日都是高碳日：

第一個星期			第二個星期		
星期一	低碳日		星期一	低碳日	
星期二	低碳日		星期二	低碳日	
星期三	高碳日	運動日	星期三	高碳日	運動日
星期四	低碳日		星期四	低碳日	
星期五	低碳日		星期五	低碳日	
星期六	低碳日	運動日	星期六	高碳日	運動日
星期日	高碳日	運動日	星期日	低碳日	運動日

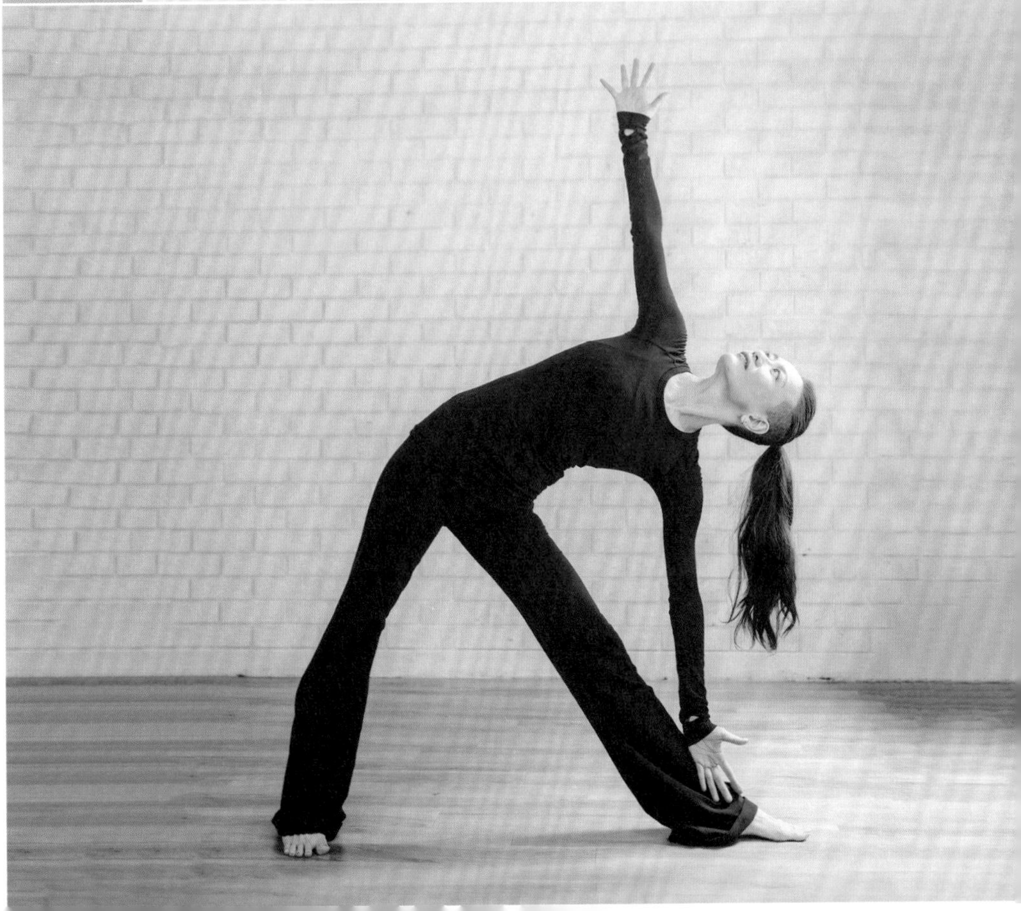

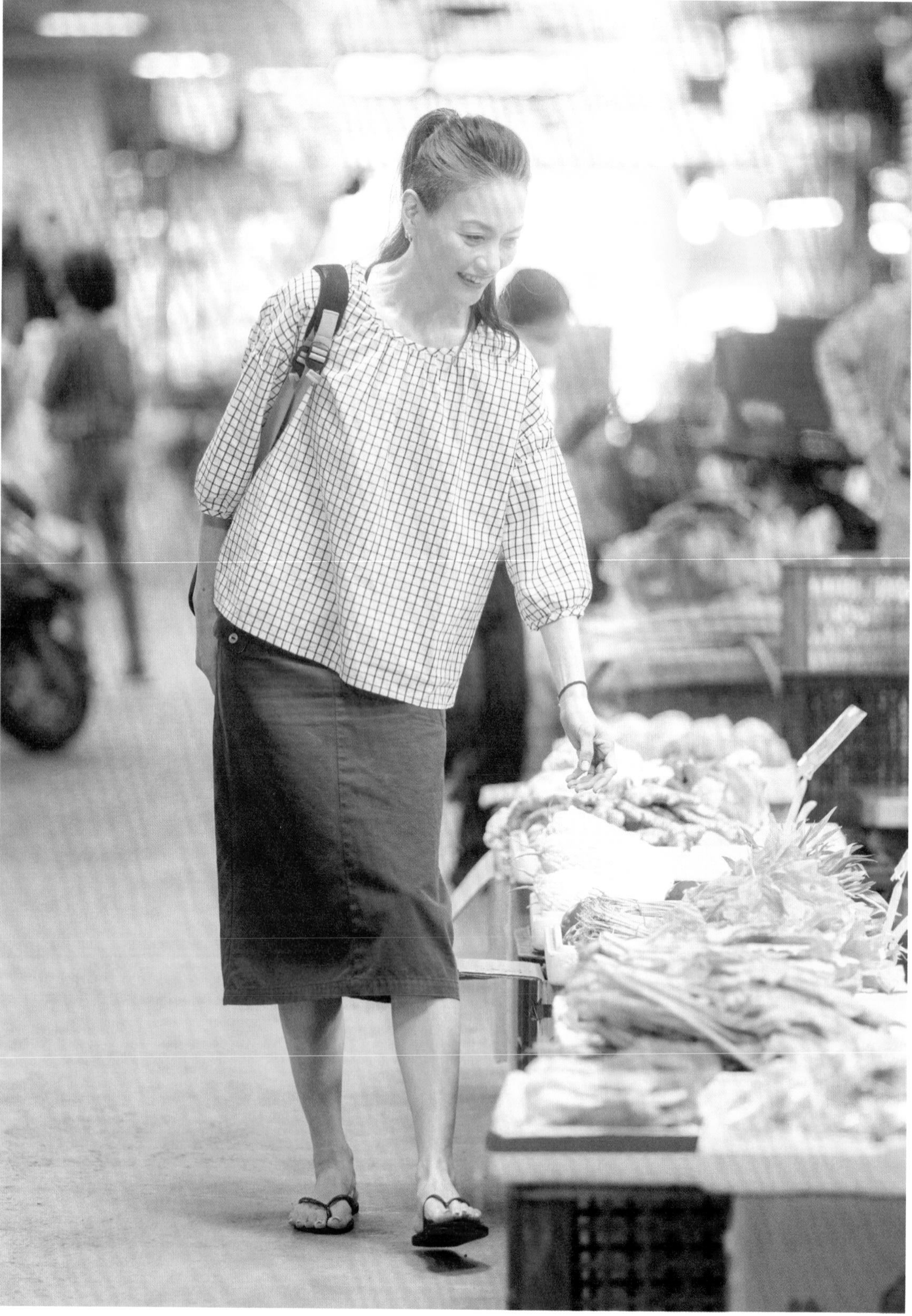

碳水循環飲食法（進階者篇）

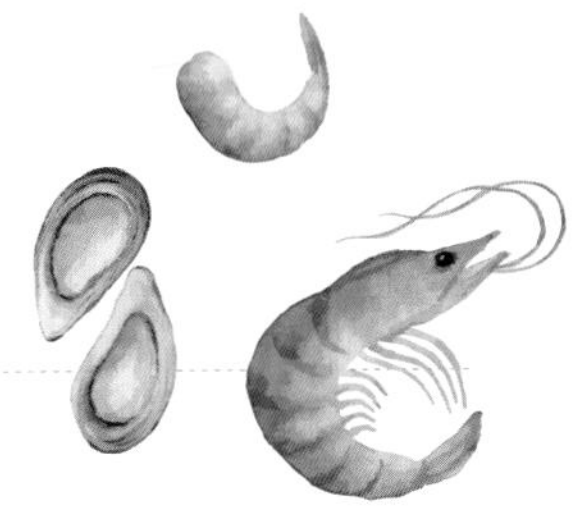

以下說明完整計算方式，讓我們開始計算自己到底需要吃多少。

如果覺得這個篇章太長不易閱讀與理解，可以直接跳到第107～109頁碳水循環列車，開始玩列車接龍遊戲。去到哪一節車廂就回溯到哪一個篇章中，善用每節車廂的錦囊小提示，走完也串連起每一節車廂，就會找到屬於自己的寶藏。

或者先使用簡易法開始就好，等到熟悉後，再開始進入完整計算方式。

有效且正確的
測量體重

了解
BMR與TDEE

知道自己的
體型、體脂與
腰臀比

以每一週的平均體重
來重新調整
自己的飲食

找出自己
真正的TDEE

計算出自己
三大營養素的
攝取比例與分量

有效且正確的測量體重

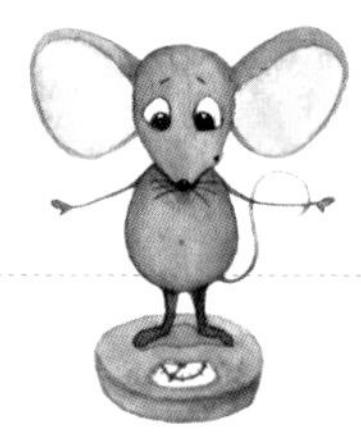

磅重時間

每天早上起床，上完洗手間（如果每天早晨起床後有排便的習慣，就等排完再量，如果沒有就排尿後量）。

起床後可以口含15CC椰子油，反覆漱口後吐掉，再用溫水洗淨口腔，最後，含一口微鹹溫水，慢慢讓水經過喉嚨、滑至食道、再流到胃裡，喚醒消化道並幫助腸胃蠕動。

不建議一早喝太多水分，如要喝水需要慢慢喝，以溫水為佳。

輕柔的伸展一下身體（伸懶腰與轉動一下關節）或走動一下再量。

磅秤選擇

每個家庭都應該必備一台體重計，磅秤以功能簡單爲主，需要選擇顯示出小數點後一位的體重機。

所有的測量儀器都會有誤差值，可以準備一個標準重量的物品（譬如啞鈴或者壺鈴）。

兩個月做一次啞鈴秤重，看看磅秤是否有誤差值。

若磅秤誤差值大於0.2公斤，可詢問原廠如何進行校正，或考慮重新購買。

磅重方式

請穿著內衣褲赤腳站上磅秤，直到數字穩定為止，取到小數點第一位。

請輕輕站上磅秤再輕輕走下來，校正後的磅秤的準確度較高。

磅秤要按時校正，才能準確測量出自己的體重。

請準備一本小冊子，一一實錄日期與每日體重。

磅重計算

以七天為一單位，用以上的方法秤重，將七天的體重加起來再除以七，就是所謂的空腹體重。每天的體重上上下下起伏是很正常的事，請健康的看待每天體重機上的數字。

人不會在晚上大吃一餐後隔天馬上增加了體脂肪，通常是水分滯留。

雖然每天量體重，但只需要看每週平均體重即可。

前一天大吃，第二天早上看到體重數字往上，不需要難過。

例如：

田安石的七天體重								
第一天	第二天	第三天	第四天	第五天	第六天	第七天	七天總和	七天平均
49.8kg	49.9kg	49.7kg	49.8 kg	49.8kg	49.9kg	49.7kg	348.6kg	49.8kg

Q 有必要每天量體重嗎？

A 初學者有必要。

如果想評估飲食法的效果，每日攝取食物的量和質對自己的效果，有必要每天測量體重。

Q 體重數值的意義到底在哪？

A 在每日的飲食與作息之下，有效了解自己的身體變化，用體重做為結果，才知道自己減脂的成果，才可以用這個結果調整每日飲食攝取量與攝取的比例。

Q 要用甚麼樣的心情來看待體重這個數值？

A
- 只需要觀察並如實記錄，體重減輕不需開心，體重增加也不必擔心，更不需要犒賞或責備自己，七天後的平均體重算出來再做調整。
- 每週平均體重才是真正需要參考的體重數值，身體消化吸收養分需要時間與過程，以七天為單位在算平均數為最理想的參考值。
- 第二個七天的平均體重與第一個七天的平均體重相比，才具有體重增加或減少的意義。
- 雖然每天量體重也記錄下來，但只需要看每週平均數即可。
- 雖然每日體重不需要在意，但因為會影響到七日平均體重，還是要每日如實記錄。

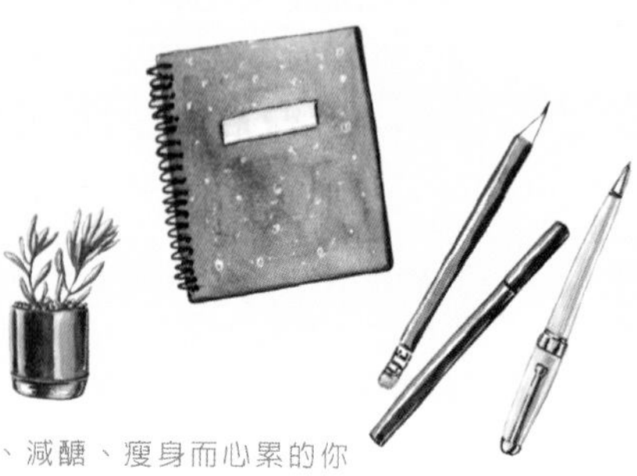

Q 體重增加一定表示變胖？體重減輕表示變瘦？

A
- 體重增加不一定表示變胖，體重減少也不表示一定變瘦。
- 肌肉量增加會使體重增加，但外觀看起來卻會顯得更瘦。
- 體重沒有增加，衣服褲子穿上變緊，表示體脂肪量增加，看起來也會覺得變胖。
- 每個人在剛起床的時候體重最輕，到晚上體重會最重，這是正常現象，不代表晚上比早上胖。
- 拉肚子、脫水後體重減輕，不代表變瘦。
- 大量運動流汗後（熱瑜伽或在無空調的場所從事大量運動）的體重減少，不代表變瘦。
- 女性經前症候群與生理期的體重增加，為體內水分增加，不代表變胖（除非大吃大喝）。
- 女性經前症候群與生理期的體重增加，不要跟上一週體重相比，可以改用月平均體重來測量自己到底胖了還是瘦了。
- 關於女性孕期、坐月子、哺乳期的體重增減問題，請詢問專科醫生。
- 如果因病或任何意外導致體重減輕，此時肌肉量與脂肪量會同時下降，這樣的體重減輕，不是真正的健康瘦。

Q 可不可以不量體重？

A
- 可以，但前提是要相當了解自己的身體健康狀況，並對於飲食與運動已相當專精也非常有經驗。
- 可以不用每天量體重，但仍要有感於自己的體重。

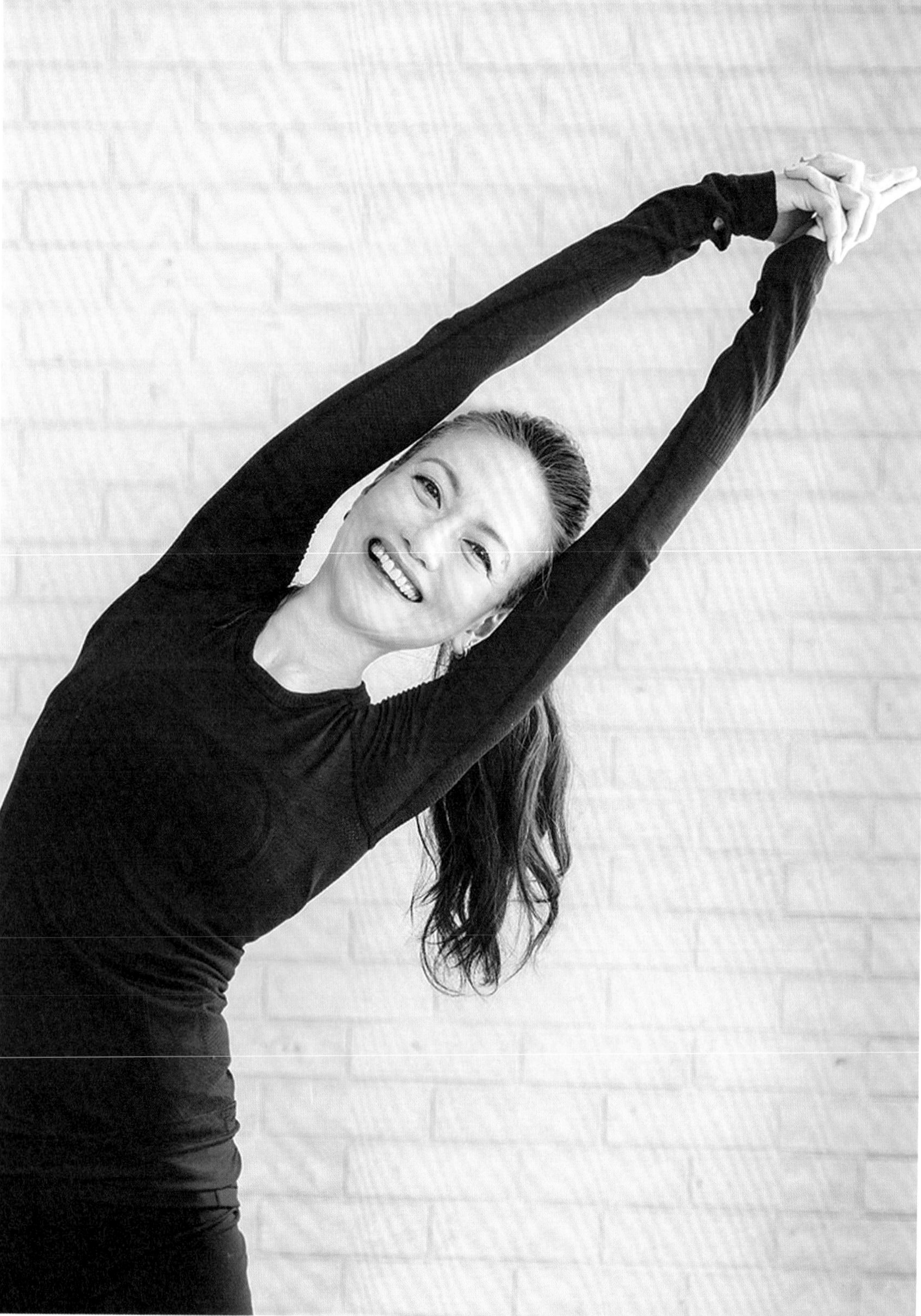

知道自己的體型、體脂率與腰臀比

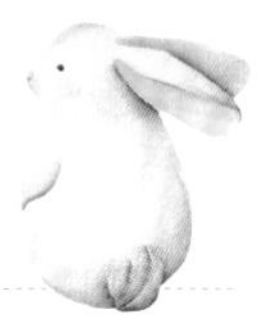

體型

每個人都有自己的體型，體型分很多種，但最主要分為：

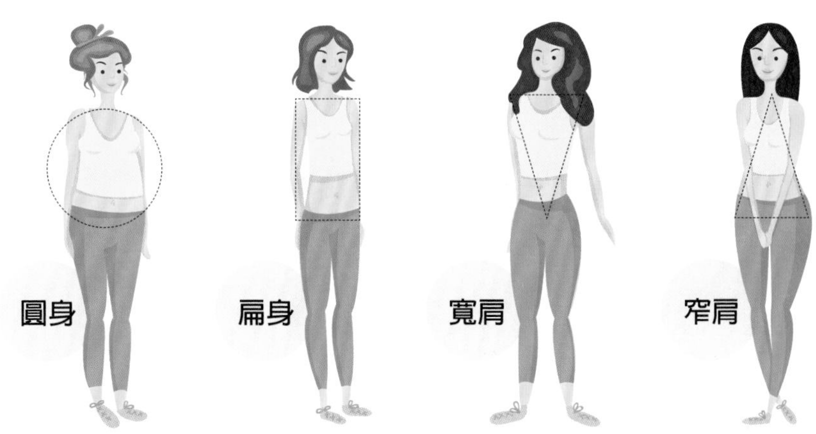

圓身的人有很美的雙腿，屁股不會寬大到想砍自己兩刀，但是腹部容易堆積脂肪。從身後看身材，視覺感會瘦；但從側身看身材，視覺感較胖。圓身的人再怎麼減脂，腰線都不會像葫蘆型那麼婀娜多姿。

扁身的人因為小腹脂肪不高，屁股又比較寬，所以搭配起來看算是有腰線的身材，但雙腿比較粗壯，胸部也相對比較小，從側身看身材，視覺感會瘦（很扁），從身後看身材，視覺感較胖（很寬）。

扁身的人再怎麼訓練，前凸後翹都會比較吃力，也不見得有顯著功效。

肩寬的人通常下半身都比較窄、而肩窄的人通常下半身都比較寬，這是因爲上半身與下半身的比例本身就是比較出來的。

如果有一個女人剛好在圓身、扁身、寬肩、窄肩這四個向度中取到了最佳的平衡值，那就是所謂的穠纖合度、完美身材的大美人。

體型跟胖瘦是兩種概念，體型多半指骨骼與體格，胖瘦則單純的就是脂肪。

基因與遺傳造就了每個人的特色，五官、身形比例，骨架的大小與高矮，這些除非透過手術，不然很難在成年後有所改變，所以在面對自己的身型的時候，請寬容的對待，這是每一個人之所以與其他人不同之所在。

我們在自己現有的條件上，時時更佳化一點點就好，經由累積而成爲更好的自己，這樣就好，還可以一直好下去。

體脂率

現代人往往希望減少身上的脂肪，其實適量的體脂肪可以減輕意外傷害，對骨骼或內臟的撞擊具有保護的功效；但過多的體脂肪等於肥胖，對健康來說亦具有殺傷力。

體脂率可以經由公式或者測量儀器得知，跟所有的測量一樣都會產生誤差，請持續用同一種方式測量，以減少因爲換了方式導致誤差加大。

成年男性體脂率（脂肪占比）計算公式：

[（腰圍公分 x 0.74）－（體重公斤 x 0.082）－ 44.74] ÷ 體重 x 100%

黑哲教練

腰圍74公分（約29吋）｜體重66公斤

黑哲教練的體脂率

= [（74 x 0.74）－（66 x 0.082）－ 44.74] ÷ 66 x 100%

= [54.76 – 5.41 – 44.74] ÷ 66 x 100%

= 3.13 ÷ 66 x 100%

= **7%**

成年女生體脂率（脂肪占比）計算公式 ：

[（腰圍公分 x 0.74）－（體重公斤 x 0.082）－ 34.89] ÷ 體重 x 100%

田安石

腰圍61公分（約24吋）｜體重49.8公斤

田安石的體脂率

= [（61 x 0.74）－（49.8 x 0.082）－ 34.89] ÷ 49.8 x 100%

= [45.2 – 4.08 – 34.98] ÷ 49.8 x 100%

= 3.13 ÷ 66 x 100%

= **12.5%**

依照年齡來看標準體脂肪參考值：

年齡	20–29	30–39	40–49	50–59	60+
男性	7–17%	12–21%	14–23%	16–24%	17–25%
女性	16–24%	17–25%	19–28%	22–31%	22–33%

體脂率級別：

級別	必要脂肪	運動員	偏瘦	標準	微胖	肥胖
男性	3–5%	6–14%	15–18%	19–25%	25%+	38%+
女性	10–14%	15–20%	21–25%	26–32%	32%+	42%+

特殊身材譬如舉重選手、健美選手、專業運動員則有另外的計算方式。

具有相等BMI（身高體重指數：體重（公斤）÷身高^2（公尺）=BMI）的男性和女性，男生體脂含量比女生低。即使體重仍維持在相同的水平，隨著年齡的增長，在不特殊鍛鍊的情況下，體脂百分比會有所增長。

如果想用測量儀器測體脂（譬如InBody），跟測量體重一樣，早上測量體脂肪與晚上測量的數據會有差異，飯後測量體脂肪的話會突然變高。這是體脂計本身設計就是藉體內的電流來推斷體內的狀況所產生的誤差值，爲了減少測量體脂肪的誤差，以固定時間測量爲宜，身體缺水（運動出汗）、身體補水（吃完飯後）、體溫升高（泡湯後）、體溫降低（洗冷水澡）後都不適合，跟體重一樣，一大早測量是一個不錯的習慣。

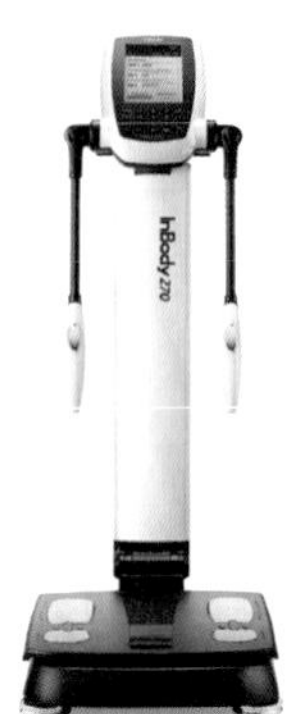

* InBody 是一台人體成分分析儀器，利用生物電阻抗技術BIA，測量出身體水分、蛋白質、礦物質和體內脂肪的含量，再進行分析。
透過InBody報告，你會知道自己的體重、肌肉量、體脂率、BMI、內臟脂肪、基礎代謝率和體重控制。InBody報告亦包含節段肌肉分析及節段脂肪分析圖表，無論自己的目標是局部雕塑身形線條或是整體減脂，InBody報告都可以針對性讓你調整相關的修身計畫，以達到理想體型。

腰臀比與體圍

腰臀比（WHR, Waist-Hip Ratio）是測量腰圍和臀圍的比例，測量方法是以身體最小腰圍（肚臍上方）的公分數除以臀圍最寬處的公分數。

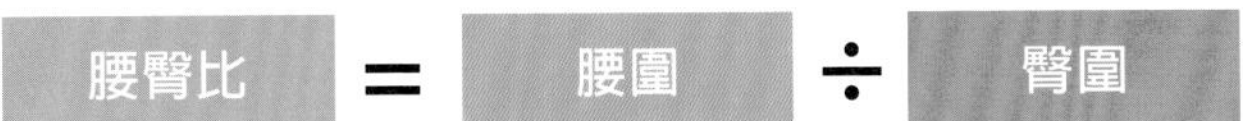

腰臀比對於健康來說，比BMI更能提醒自己罹患代謝疾病的風險，腰圍比較低的人，脂肪累積在臀部和大腿；腰臀比較高者的人，脂肪則是累積在腰部與腹部。而我們需要知道，腰圍粗、蘋果型的體型，比起屁股、大西洋梨體型的人有較高的風險罹患代謝疾病。雖說體型是天生與基因的組合，我們依然可以靠後天的努力，站在自己的立足點上盡量優化健康狀況。

我自己喜歡的方式是穿衣服好看、脫光衣服也好看，所以我喜歡體脂偏低+BMI偏高，這樣代表身體的脂肪量少但肌肉量多，所以腰臀比是我自己的觀測重點。

腰臀比在男女性別上的健康與風險數值：

	健康	風險高
男性	小於 0.9	大於 1
女性	小於 0.8	大於 0.9

除了測量腰臀比，還可以測量胸圍、肚臍上方五公分圍度、肚臍下方五公分圍度、上手臂圍、大腿圍，這五處都是體脂肪容易累積的地方，測量並記錄可以有效了解飲食控制的成效。所以，不要再為了一公斤的體重斤斤計較，建議平衡的看待自己身體的相關數字。

何謂BMR？

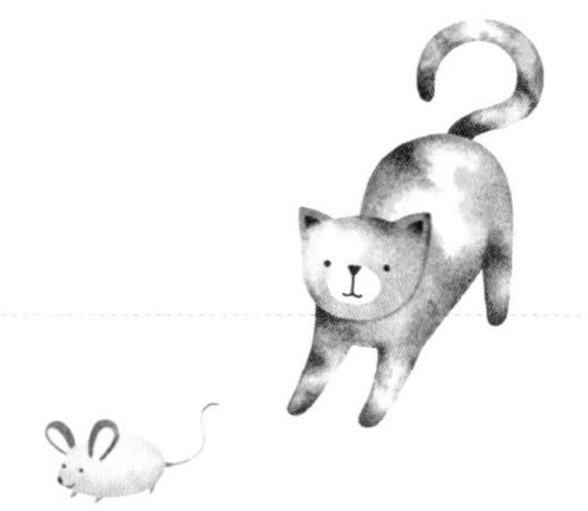

BMR基礎代謝率（Basal Metabolic Rate）

又稱RMR靜態代謝率（Resting Metabolic Rate）

假設一個人一整天甚麼都不做也不想，只躺在床上靜臥，這個人這一天，依然需要消耗熱量（能量）維持心跳、呼吸、循環等基本的身體運作，這最低的熱量消耗就稱爲BMR。

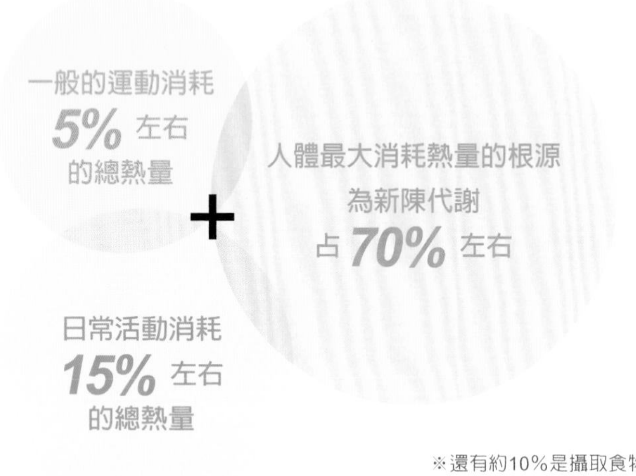

※還有約10%是攝取食物後消化、吸收代謝所消耗的熱量。

所以增加身體的肌肉量與累積日常的活動量變成習慣，對於長期需要控制體重，才是根本之道。

% of TDEE			
	100%	EAT 5%	運動消耗的熱量，占比**5%**(EAT = Exercise activity thermogenesis)
	90%	TEF10%	攝取食物後消化、吸收代謝所耗的熱量，占比**10%** (TEF = Thermic effect of food)
	80%	NEAT15%	非運動性熱量消耗，占比**15%** (NEAT = Non-exercise activity thermogenesis) 除了有意識運動之外的所有活動的熱量消耗
	70% 60% 50% 40% 30% 20% 10% 0%	BMR70%	基礎代謝率，占比**70%**(BMR=Basal Metabolic Rate) 假設一個人一整天甚麼都不做也不想，只躺在床上靜臥， 這個人這一天依然需要消耗熱量（能量） 維持心跳、呼吸、腸胃蠕動等基本的身體運作， 這最低的熱量消耗就稱為基礎代謝率。 又可稱為REE (Resting Energy Expenditure) 或RMR (Resting Metabolic Rate)

% of TDEE			
	100%	EAT 5%	有意識的運動越久，則消耗的熱量越多。
	90%	TEF10%	攝取大葉蔬菜或富含纖維質的食材與蛋白質，對熱量消耗非常有幫助。
	80%	NEAT15%	增加非運動性消耗熱能，對於熱量的消耗有很大的功效。 非運動性熱量消耗程度高的人在日常生活中，移動的頻繁度是遠高於其他人的。
	70% 60% 50% 40% 30% 20% 10% 0%	BMR70%	利用碳水循環飲食法在最適當的時機點回補肝臟， 降低身體對於缺乏碳水而降低新陳代謝的機率。 利用碳水循環飲食法在運動前後補碳，有效幫助肌肉生成，提昇代謝力。 我們無法停止讓身體老去，但我們可以維持年輕與開放的心情， 隨時學習與更新自己的知識與技能。

如何計算自己的BMR？

女：665 +（6.9 x 體重公斤數）+（1.8 x 身高公分數）-（4.7 x 年齡）

例 田安石的體重為49.8公斤，身高170公分，年齡52歲

則BMR為：

665 +（6.9 x 49.8）+（1.8 x 170）-（4.7 x 52）

= 665 + 344 + 306 - 244

= **1071 大卡**

男：66 +（13.7 x 體重公斤數）+（5.0 x 身高公分數）-（6.8 x 年齡）

例 黑哲的體重為66公斤，身高180公分，年齡28歲

則BMR為：

66 +（13.7 x 66）+（5.0 x 180）-（6.8 x 28）

= 66 + 904 + 900 - 190

= **1680 大卡**

請拿出一枝筆算出自己的BMR

在以下的算式裡，填上自己的姓名、體重、身高、年齡，算出自己的BMR

女：姓名

665 + [6.9 × ＿＿ 體重公斤數] + [1.8 × ＿＿ 身高公分數] − [4.7 × ＿＿ 年齡] = [＿＿]

男：姓名

66 + [13.7 × ＿＿ 體重公斤數] + [5.0 × ＿＿ 身高公分數] − [6.8 × ＿＿ 年齡] = [＿＿]

何謂TDEE？

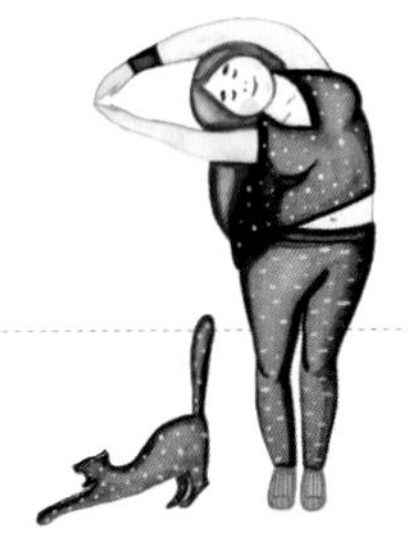

TDEE是每日總熱量消耗（Total Daily Energy Expenditure）

一個人維持一樣的體重（不變胖也不變瘦）每日所需要消耗的熱量

何謂TDEE參數？

TDEE參數分爲五個級別，依照每一個人醒著的時候的運動量來區分：

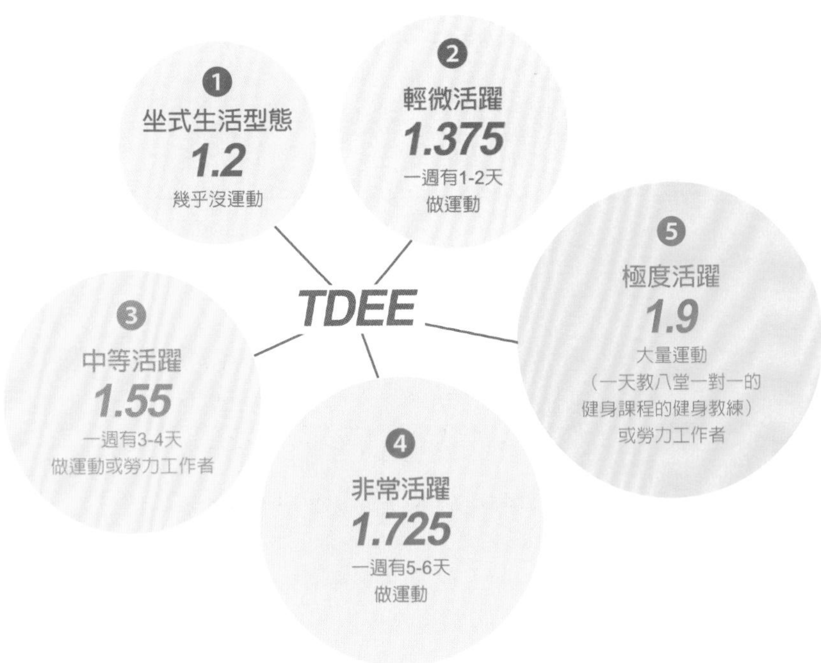

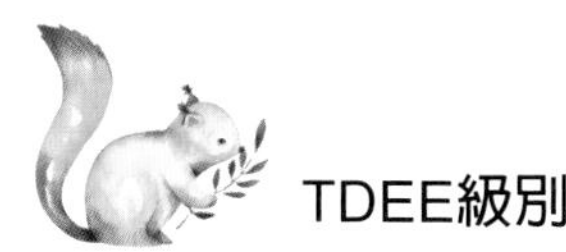

TDEE級別

TDEE級別	坐式生活型態	輕微活躍	中等活躍	非常活躍	極度活躍
參數	1.2	1.375	1.55	1.725	1.9
定義	幾乎沒運動	一週1-2天運動	一週3-4天運動	一週5-6天運動	總是在動
解說	只有通車或在家裡與公司走動（倒水喝、上廁所）	每週至少運動1次 而且運動強度夠強	每週至少運動3次 而且運動強度夠強	每週至少運動5次 而且運動強度夠強	總是在從事與強度夠強的運動一樣的行為
生活型態與歸納分類	‧一般內勤工作的上班族 ‧宅在家打電動無須為經濟操煩 ‧不需要自己煮飯、打掃、帶孩子的家庭主婦 ‧年長者體能不堪重大負荷者	‧飯後走走逛逛的輕運動要時間夠長走得夠久才有達到運動的效果 ‧不習慣運動或者身體需要恢復，請善待自己慢慢開始	‧適時適量的安排自己運動的次數與時間，在生活沒有重大變化之前，一直維持 ‧因為身體對於規律的運動會產生慣性，建議適時調整強度與頻率來讓效果最大化	‧非常喜歡運動也非常積極，需要思考的點為：自己可以持續這樣的運動量多久？到幾歲？ ‧當自己無法再這麼頻繁運動之後，是否有其他規畫？	‧選手級運動員或者專業運動教練 ‧參加極限運動或者從事短期突破自我之行為（譬如登頂喜馬拉雅山） ‧勞力工作者特別是負重的勞動者（搬運工人）

找出自己真正的TDEE

BMR × TDEE參數 ＝ TDEE一天消耗的熱量（一天需要攝取的熱量）

例1

田安石的 **BMR** = **1071**，一週1-2天有運動=**1.375**
所以田安石的 **TDEE** = **1071** x **1.375** = **1473大卡**
田安石每天攝取 **1473大卡** 的熱量維持體重與身體運作

如果有一週田安石安排自己騎自行車環島7天行，
則那週真正的 **TDEE** = **1071** x **1.9** = **2035**
如果有一週田安石安排休假耍廢在家追劇，三餐都請外送宅配送到家，
則那週真正的 **TDEE** = **1071** x **1.2** = **1285**
如果有一週田安石有兩天重訓也有耍廢日，那麼就在重訓日吃高碳飲食耍廢日吃低碳飲食。

例2

黑哲教練的 **BMR** = **1680**，每天教授一對一的重訓 授課超過8堂以上=**1.9**
所以黑哲教練的 **TDEE** = **1680** x **1.9** = **3192大卡**
黑哲教練每天攝取 **3192大卡** 的熱量，維持體重與身體運作。

請記得，任何數值都具備參考價值，而非絕對價值。

意思是，再精準的計算熱量，也依然是供自己參考之用，因爲誤差一定存在而且很難抓錯，靠自己一週後的平均體重來當指標，是最具調整意義的價值。

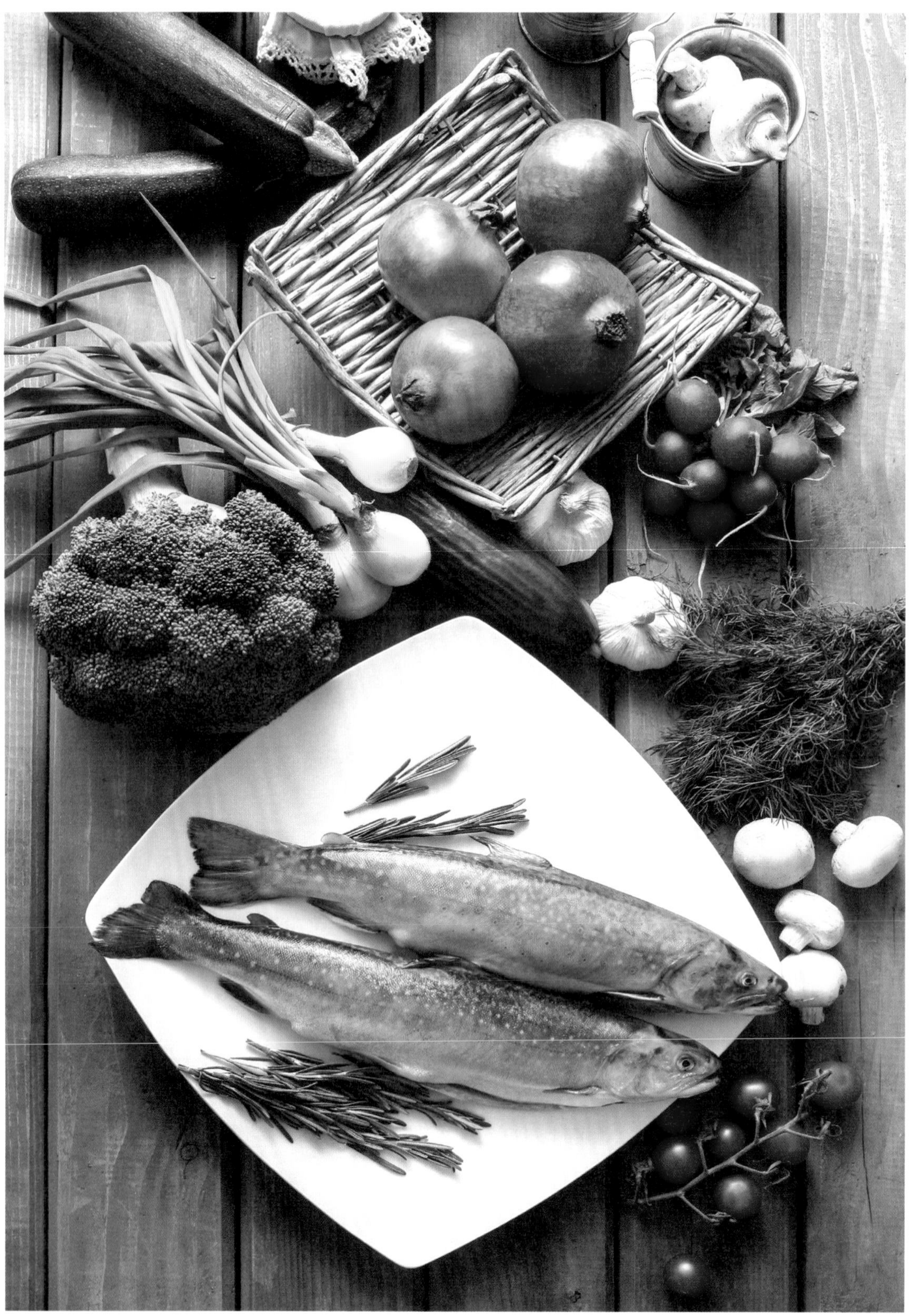

計算三大營養素的攝取比例與分量

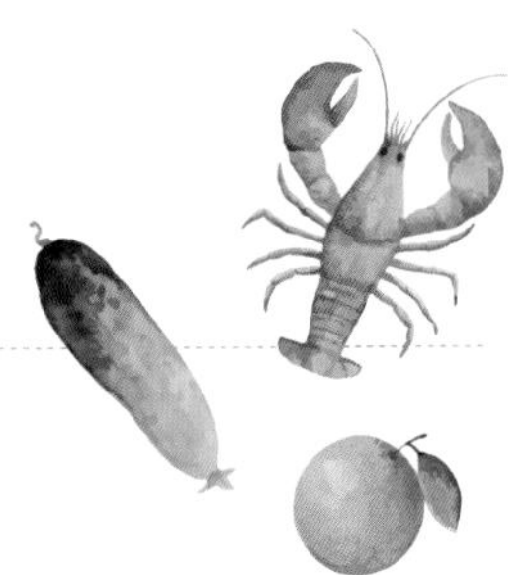

1 先決定要吃多少蛋白質

當一個人的熱量控制時間越久（減脂次數越多、減脂失敗經驗越慘烈）、或者體脂肪很低（本身是職業運動選手或教練），身體會需要較多的蛋白質，所以建議量爲每一公斤體重，攝食2.4到3.0公克的蛋白質來維持身體運作。

例：田安石體重50公斤，每日需要蛋白質攝取量爲120公克（50x2.4=120）至150公克（50x3=150），這樣的吃法跟簡易計算的百分比不會相差很大，差別在於自己是否需要這麼細算。每一個人的特色都不一樣，各取所需，適時調整，讓自己喜歡上所選擇的生活與飲食方式路，才走得穩健與持久。

身體脂肪比較多，只在短時間內控制熱量攝入的人可以減少蛋白質的攝入，攝食量爲每一公斤攝食少於2.4公克的蛋白質爲基準。

甚麼時候應該增加蛋白質的攝食量？

1 很容易餓，還沒到下一餐就覺得很餓

2 不喜歡吃太油膩，必須增加蛋白質的攝取量

3 運動量很大

4 身體比較虛弱（要補充液體蛋白質，請參看 Part4 無奶飲品食譜）

2 再決定碳水要吃多少

低碳日 每日攝取不低於70g淨碳水 – 田安石計畫在低碳日攝食75g淨碳水

高碳日 每日攝取不高於200g淨碳水 – 田安石計畫在高碳日攝食150g淨碳水

3 最後算出脂肪要吃多少

以田安石每日攝取1500大卡爲例。

計算公式如下：

{1500 – [（蛋白質攝食克重 x 4） + （淨碳水攝食克重 x 4）]} ÷ 9
= 脂肪攝食克重

低碳日攝食脂肪克重

1500 – [（150 x 4） + （75 x 4）] ÷ 9
= [1500 –（600 + 300）] ÷ 9
= （1500 – 900） ÷ 9
= **66.66g** （取 65 至 67g 即可）

高碳日攝食脂肪克重

1500 – [（150 x 4） + （150 x 4）] ÷ 9
= [1500 –（600 + 600）] ÷ 9
= （1500 – 1200） ÷ 9
= **33.33g** （取 35g 即可）

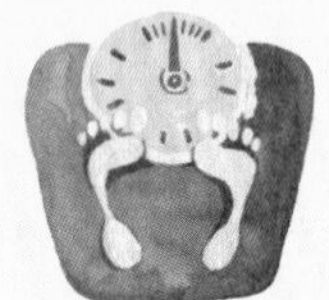

可以算出田安石的低碳日與高碳日的攝取量如下：

	低碳日	高碳日
蛋白質（g）	150	150
碳水化合物（g）	75	150
脂肪（g）	65-67	35
總熱量維持在1500大卡左右		

低碳日與高碳日三大營養成分的熱量比例如下：

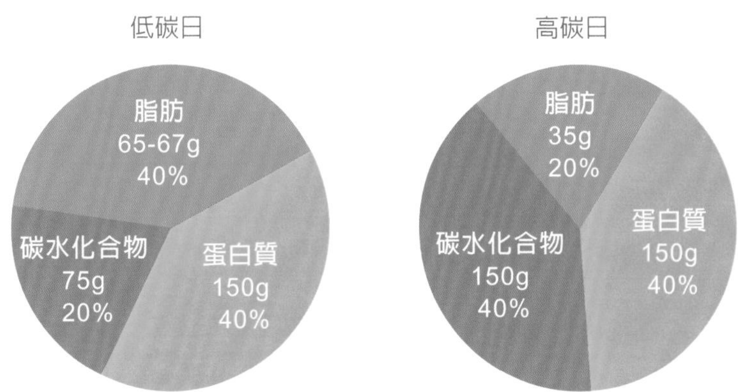

在忙碌的商業社會中，無論是上班族還是忙碌的媽媽，偶爾也會想外食，不要把自己逼得這麼緊，喘一口氣可以走得更遠。

補充蛋白質最快的方法	補充碳水最快的方法	補充油脂最快的方法
超市或便利商店： 雞胸肉、蛋、無糖豆漿	超市或便利商店： 地瓜、香蕉、巧克力牛奶	超市或便利商店： 夏威夷果（堅果）、酸奶油、奶油
餐廳： 烤雞、牛排（不含醬料）、生魚片、魚排（不裹粉）、海鮮類	餐廳： 五穀飯、豆類、烤馬鈴薯（不加奶油）	餐廳： 餐廳使用的食用油多半不會比自己選擇的好，建議去餐廳不要選擇過油的餐點

依照食譜標示三大營養素的重量，可找出自己高低碳日各要吃多少，譬如：

低碳日

135頁食譜中的黑啤酒棒棒腿燒雞吃一份，就已達到今天的三大營養素攝食量和缺口，如下表：

	蛋白質攝取目標 150g	脂肪攝取目標 67g	淨碳水攝取目標 75g
已攝取	134g	65g	15g
還可以多吃	16g	2g	60g

所以可再選擇多吃譬如以下食物：

· 在黑啤酒棒棒腿燒雞中加入馬鈴薯100g一起燉燒，先補足15g碳水

· 水煮蛋2個補蛋白質（因蛋黃含脂肪，可少吃淨碳水）

· 自己做的豆漿，可以同時補充蛋白質與淨碳水

· 三份大葉蔬菜

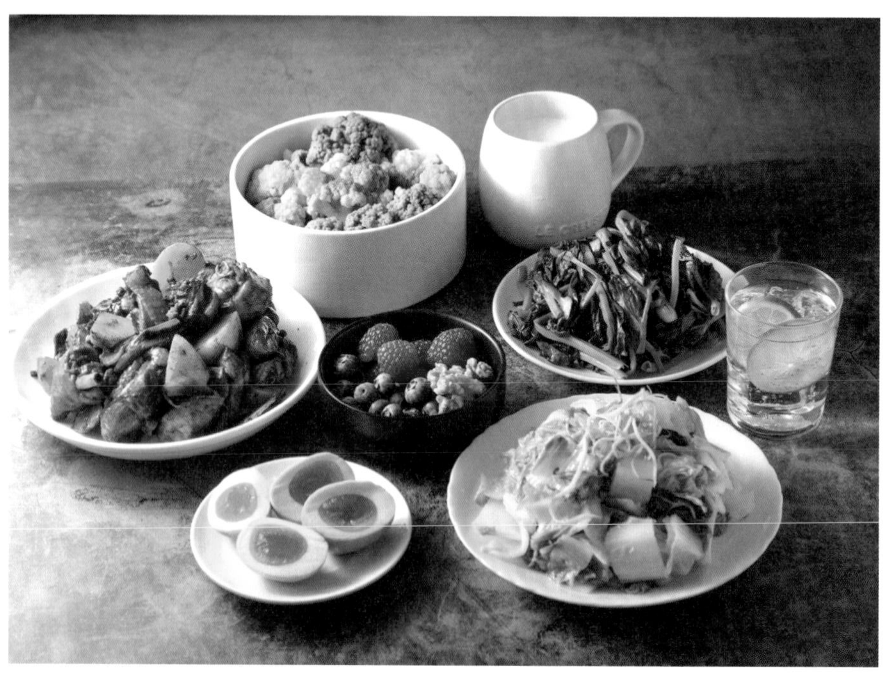

高碳日

131頁食譜中的夜市鹽酥雞吃兩份，就已達到今天的三大營養素攝食量和缺口，如下表：

	蛋白質攝取目標 150g	脂肪攝取目標 35g	淨碳水攝取目標 150g
已攝取	144g	20g	60g
還可以多吃	6g	15g	90g

所以可再選擇多吃譬如以下食物：

· 蛋1顆（蛋白質8g、脂肪7g、淨碳水1g），100g 酪梨也很適合。

· 藍莓貝果1個（淨碳水40g）

· 地瓜250g（淨碳水50g）

· 一些堅果

· 三份大葉蔬菜

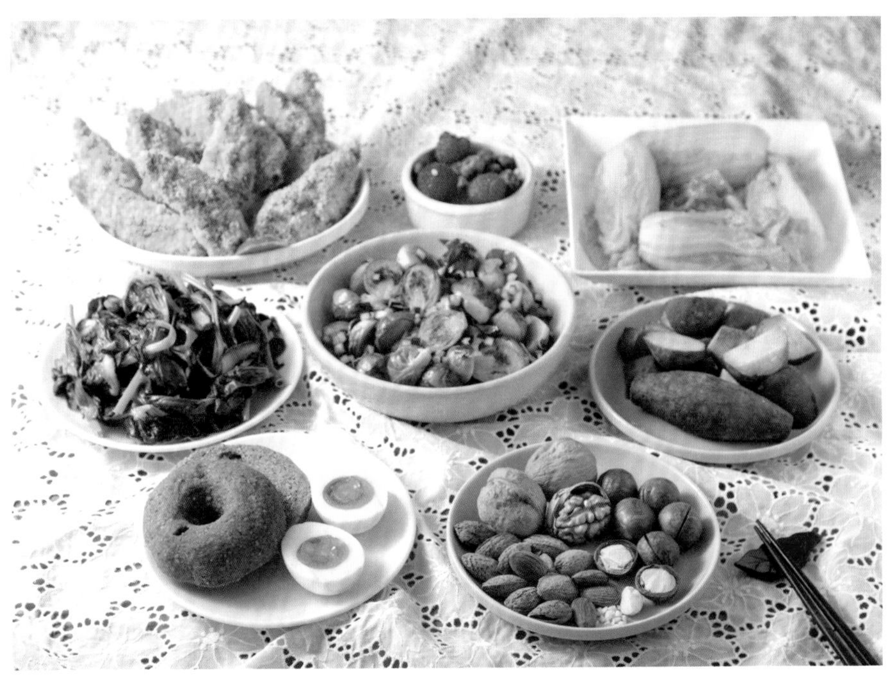

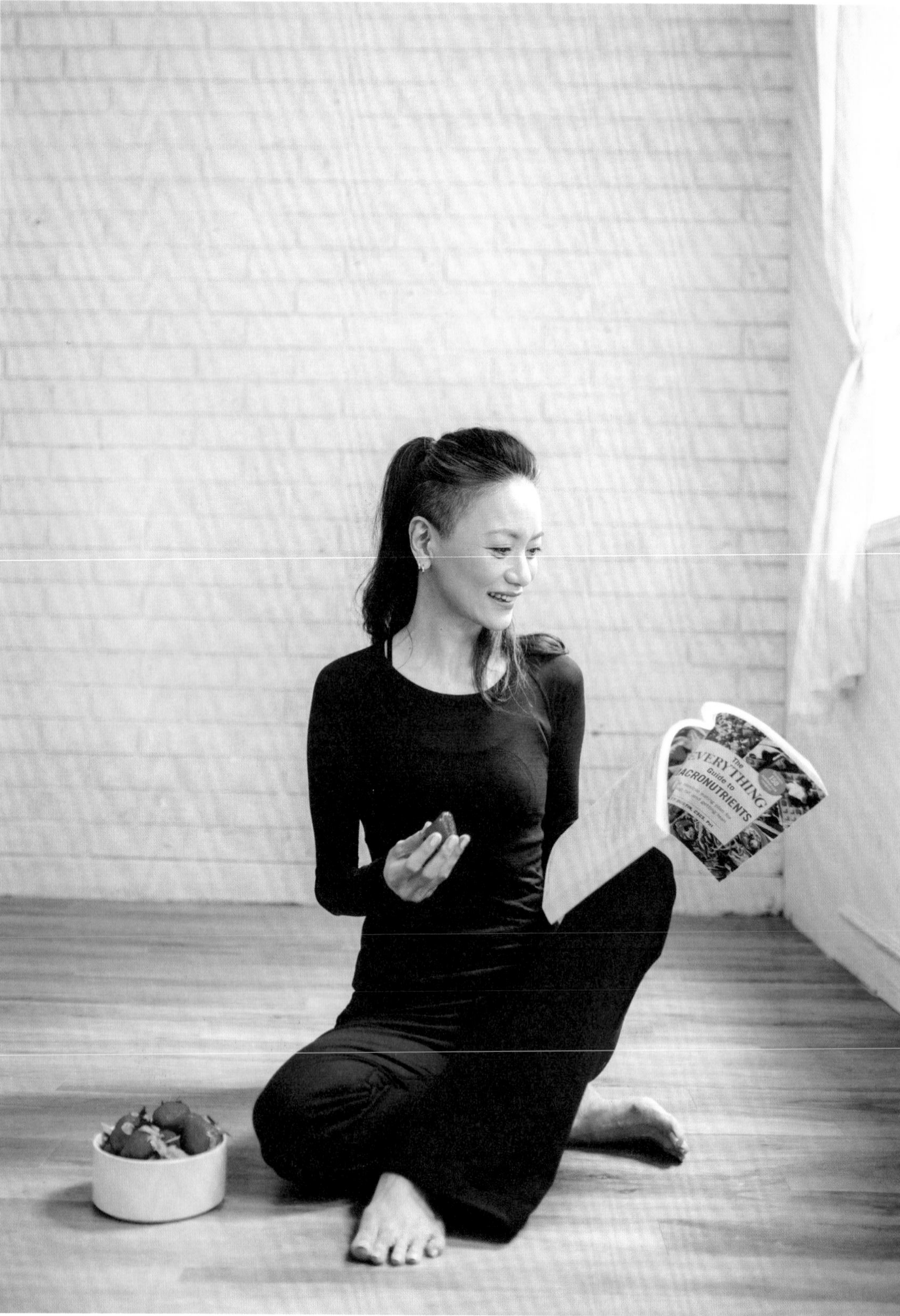
The
VERYTHING
Guide to
ACRONUTRIENTS

搭上碳水循環的列車——了解自己的身體與所需

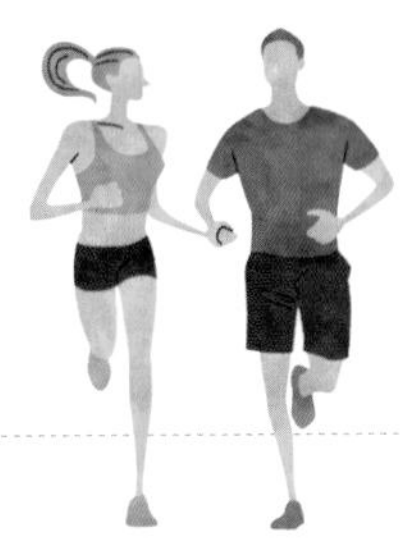

這是一班碳水循環的尋寶接龍列車，在每一節車廂中，都需要靠一點點的腦筋和小小的行動，才找得到屬於自己的寶藏（訊息或數字）。

每通過一節車廂，就更了解自己的身體所需。有時候輕輕鬆鬆就接到下一節，有時則需要一些些腦力思考與加加減減才可以找到寶藏。

當你完成了整個接龍過程，就會知道現階段自己真的可以吃很多好料又不會發胖，有趣又富有意義。

如果遇到困難，翻至錦囊提示的頁數就可以找到線索。

1 一起跟幾位好朋友共同完成碳水循環接龍，

2 兩週後用現況的數據，對照看看自己在這輛列車已填上的數字，

3 經過長期的紀錄，持續著編纂一部屬於自己的減脂歷史，穿衣鏡要照，歷史更是一面萬年不破的明鏡。今天發生的一切，只要對著自己的減脂歷史照一照，也許便可以知道到底問題出在哪裡。

開始

歡迎搭乘
碳水循環尋寶接龍列車
列車即將出發
請帶著愉快的心情
完成此次的旅程

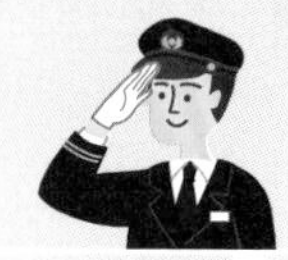

第1節車廂

女性本身體脂肪含量就高，所以在飲食的過程中，更需要注意淨碳水的攝取方式
請填上你的性別

第2節車廂

測一下自己一週的平均體重吧，並填上數字

KG

在084頁找得到測量體重指南

第3節車廂

身高也很重要，請填上自己的身高

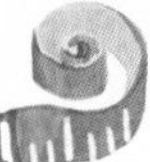

CM

太簡單了不需要任何提示

在接下來的過程中，需要蒐集到三把鑰匙來拆解TDEE

第一把鑰匙：蛋白質
第二把鑰匙：脂肪
第三把鑰匙：碳水化合物

途經洗手間
解放舒緩聽雨觀瀑

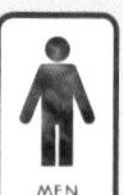

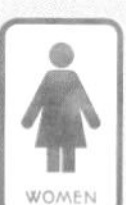

第12節車廂

1公克蛋白質
= 4大卡熱量

熟記通關密語

第13節車廂

1公克脂肪
= 9大卡熱量

熟記通關密語

第14節車廂

1公克可消化性澱粉和糖
= 4大卡熱量

熟記通關密語

FIXES 的黃金規則（梅默特．奧茲博士）

F：脂肪攝取的平衡
I：理想並足量的蛋白質
X：足量並慎選水果蔬菜
E：提供即時能量的澱粉食物
S：特殊場合與需求可以吃糖

攝取那些從原本採收或生長出、來到桌上、樣貌改變越少越好的食物。

第15節車廂

決定自己要攝取多少蛋白質

1公斤吃3公克的蛋白質

計算一下自己每天要吃多少蛋白質，寫下

______ 體重（公斤） x 3g
= 每天攝取 ______ g蛋白質
= ______ 大卡總熱量
（1g蛋白質 x 4大卡熱量= 總熱量）

請翻至101頁詳讀蛋白質攝取建議量，填上數字做計算

第16節車廂

決定自己要攝取多少淨碳水

建議低碳日約
70g
高碳日不要超過200g

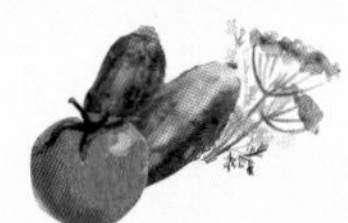

第17節車廂

最後算出自己要攝取多少脂肪

低碳日攝食	高碳日攝食
g 脂肪	g 脂肪

直接送分，公式如下
{TDEE –［（蛋白質攝食克重 x 4）+（淨碳水攝食克重 x 4）］} ÷ 9 = 脂肪攝食克重

TDEE在11節車廂

第4節車廂

體脂率有兩種方法得知，可直接去專業運動中心測量InBody，也可以使用簡單的公式計算出來，算出來後請填上百分比的數字

%

在090頁找得到體脂率

第5節車廂

我喜歡穿衣好看、脫衣也好看，讓我們一起去093頁找到自己的腰臀比例

在093頁找得到如何測量腰臀比

第6節車廂

體重增加，除了腰臀，最容易胖的地方有5處，哪一個是你最不喜歡自己的地方？哪個部位最容易發胖？那裡的體圍是幾公分？

測量方法在093頁下方，準備好軟尺，記錄自己的數字，往後可以用來做成果的對照

第7節車廂

就目前為止還蠻有趣的，對嗎？

這列是餐車，休息一下吧！想想自己的體態與上一餐吃了些甚麼，是不是該喝杯溫開水了呢？

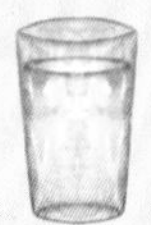

第8節車廂

拾起腦力，算出自己的BMR，並填上數字

BMR =

BMR計算公式在096頁
提示：準備計算機

第9節車廂

再次檢視BMR的答案，再填一次數字

BMR =

第10節車廂

靜下來思考一下自己屬於哪一種活動類型的生活型態？
選一種型態
圈一個代表自己的紅色數字

1.2	1.375	1.55	1.725	1.9
坐式 生活型態	輕微 活躍	中等 活躍	非常 活躍	極度 活躍

第11節車廂

第9節列車算出的BMR x 第10節列車廂圈起來的紅色數字 = 自己真正的TDEE
寫下這個數字

TDEE =

真正的TDEE

請再次記得碳水循環的幾大要點：

1.每一餐都要有充足的蛋白質。
2.每一餐都要有足量的膳食纖維（一天約2～3包有機商店的菜量）。
3.高碳日與低碳日可以隨著自己的作息作安排，但高碳日不連續（除非運動太過激進）。
4.蛋白質可以跟優質碳水一起吃，蛋白質也可以跟好的油脂一起吃。
5.盡量避免油脂與任何碳水一起吃的機會。
6.如果想要積極減脂，可以減少高碳日的分布，但不宜完全刪除高碳日。
7.如果真的想來一個甜甜圈，可以選擇在吃完正餐之後，而那天剛好也有安排運動。

第18節車廂

高碳日的三大營養素攝食重量各為

高碳日	蛋白質	淨碳水	脂肪
g重	第15節車廂	第16節車廂	第17節車廂

低碳日的三大營養素攝食重量各為

低碳日	蛋白質	淨碳水	脂肪
g重	第15節車廂	第16節車廂	第17節車廂

第19節車廂

恭喜完成碳水循環列車尋寶接龍
回頭看一眼在第18節車廂的數字，是不是多了一份安心，終於知道自己該吃多少，但不須錙銖必較，大方向抓穩就好，沒有壓力

第20節車廂

請記得人是活的、生命是變動的，飲食要與生活作搭配因此是需要調整的，如同四季變換而穿上不同的衣服一樣
在下一週的開始，請跳上第2、4、5、6節車廂，查看自己身體的變化，做為下一週飲食修正參考的依據

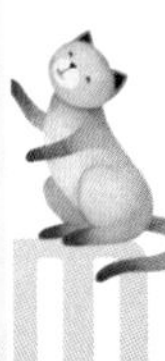

精算卡路里？不算卡路里？正確解讀卡路里

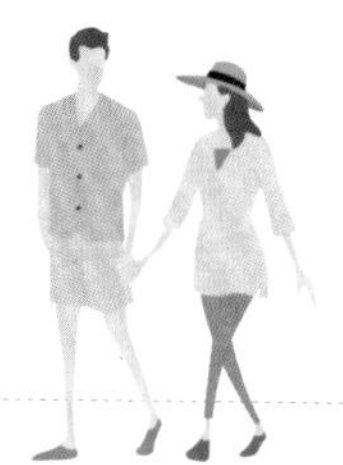

什麼是卡路里？

卡路里的定義，是讓1g水在1大氣壓之下提升1℃所需要的能量。在實驗室裡透過專門的卡路里度量容器，充分燃燒食物後得出的數值即是卡路里。卡路里是美國政府在1894年初創美國農業局USDA時所找到的，一個能夠統一單位測量不同食物的能量值。

每種食材的消化過程不一樣

澱粉在口腔會開始被消化，所以一口白飯咬久了會感受到甜甜的味道。消化蛋白質所需的能量，卻比消化等量澱粉要多近5倍，即使是同樣都是糖，不同的結構也會導致其消化過程不相同。葡萄糖幾乎就不需要任何消化過程，吃下去就可以被人體快速吸收；而反式脂肪、飽和脂肪（肥肉）、和堅果的不飽和脂肪，對我們身體影響就完全不同。無論怎麼算，依照APP或者網站的卡路里計算方式，都不可能精準計算出身體實際吸收的熱量。

我們的身體是非常聰明、精密的有機體，因為世世代代的演化，使這個有機體特別會儲能（變胖），因為身體知道一旦缺乏物資，就會影響到生存，而且這個有機體一出生就有進食的本能（吸吮），為的就是維持生命。

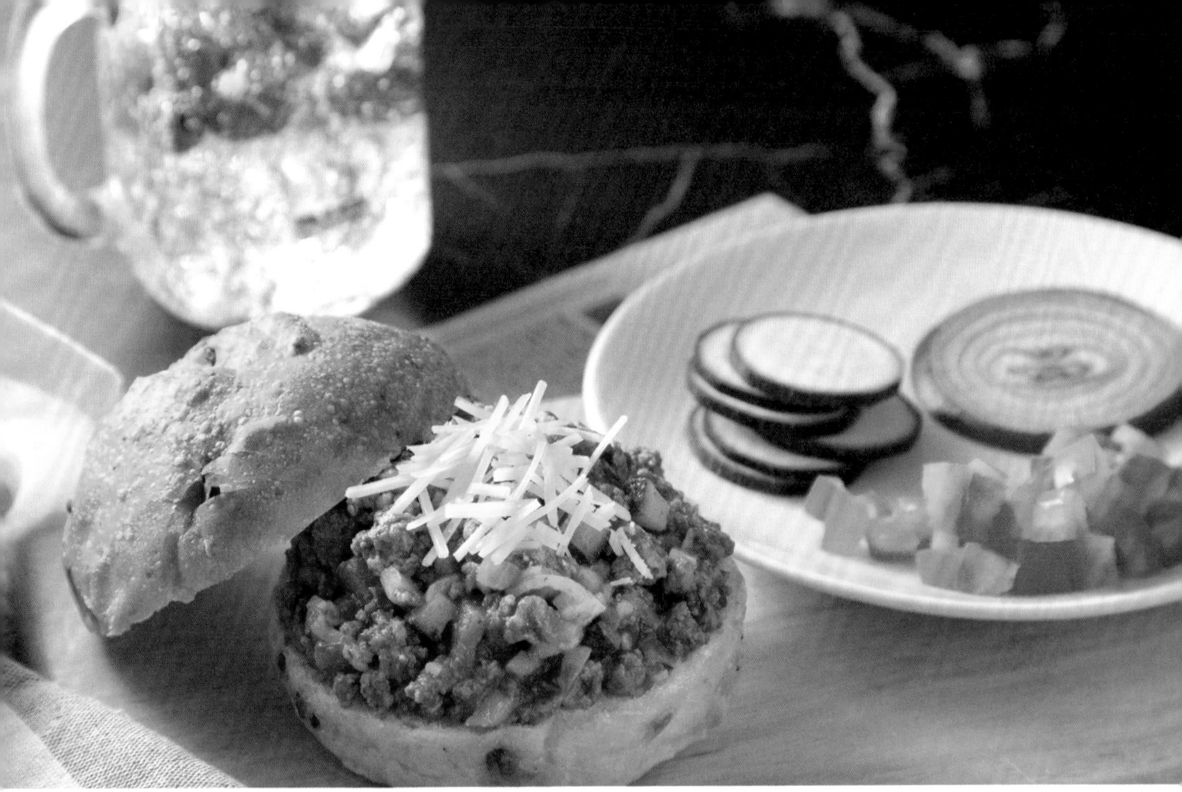

身體並不是一個進來多少就消化吸收多少的加減計算公式。進行消化的過程，也不是直接拿一把火去燒所有的食材到完全碳化，每個人的身體狀況，也都因爲內分泌、年紀、心情、睡眠、腸道內好菌、遺傳等太多的因素而產生差異。再者，很多食物會因爲咀嚼習慣而產生不同的狀態，我們都知道小孩子吃了金針菇或硬玉米，隔天就會在糞便裡出現原形食物，完整的金針菇和玉米會因爲無法消化，所以原汁原味的混在糞便裡與我們再相會，那麼請問，遇到這樣的情況，是該說我們吃了50卡的金針菇加50卡的玉米，所以我們吃了100卡嗎？

當然不是。

所以只靠單純的卡路里計算熱量，是沒有意義的。

卡路里對我們的意義

1. 卡路里的存在確實可以作爲一個依據，做爲參考之用，可以遠離卡路里爆表、且只有澱粉成分的食品，如洋芋片、糖果、泡麵等。

2. 沒有一頭牛是一樣壯，沒有一隻豬是一樣胖，沒有一顆蘋果是一樣甜，所有APP與網路的營養成分都是平均值。

3. 不同的烹飪方式會使營養成分不同。氣炸或乾煎會讓葷食減少油脂成分，炭烤、燒烤、烘焙過度，會因碳化而降低食物的熱量，油炸會增加食物的油脂含量，所有APP與網路的營養成分都會因爲烹飪方式而改變，所以很多說法是不用計算熱量，但又有另一方說法是需要計算卡路里。

4. 計算卡路里是爲了幫助自己了解自己攝食量的均衡度。

5. 仔細看營養成分時，可以讓自己了解甚麼食物是高卡路里，但同時需要注重食材的本質與新鮮與否更是重要。

6. 經過學習之後，會知道自己應該要如何在飲食上做調整。

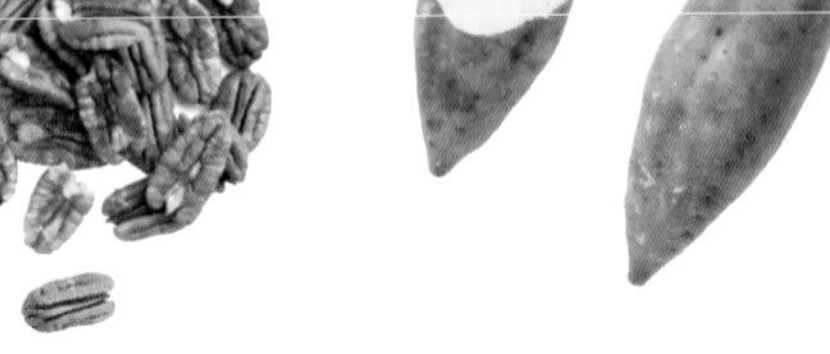

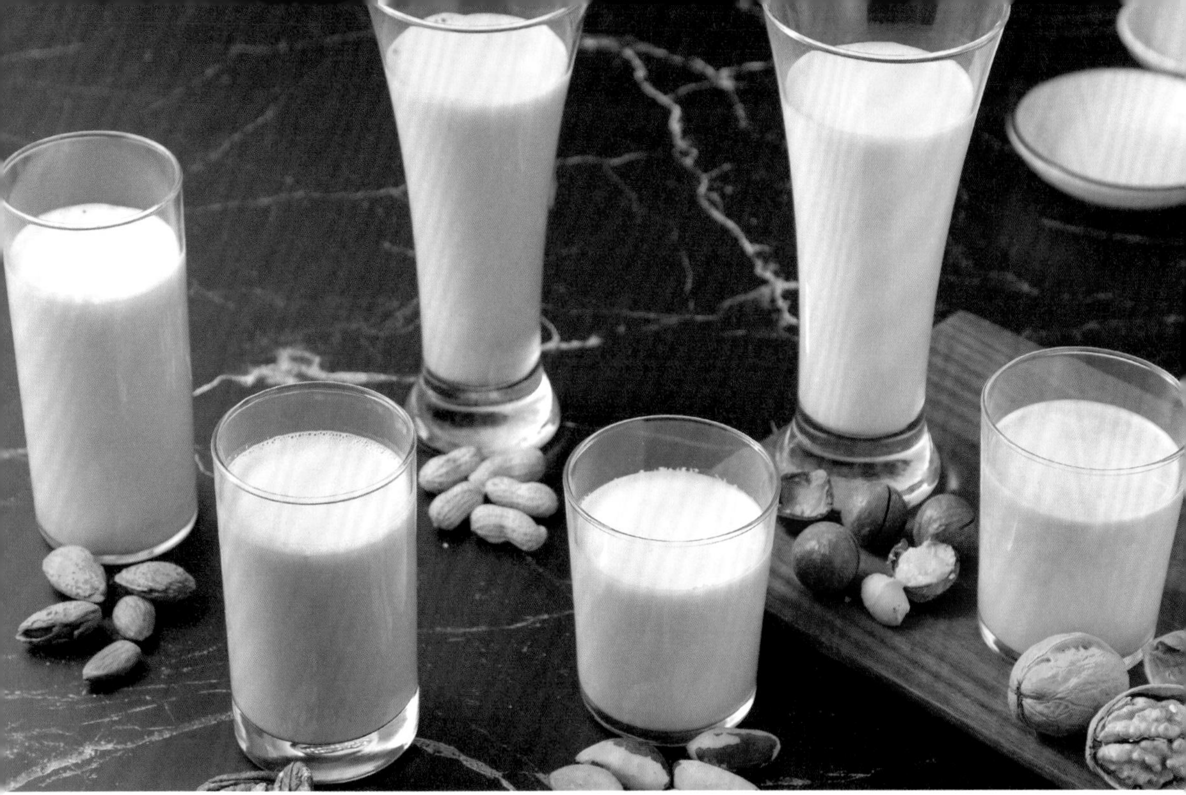

一定要攝取負卡路里食物

負卡路里食物（Negative Calorie Food）指的是消化時所需能量大於其本身能提供能量的食物，通常都含有大量的纖維質與維生素，所以攝取綠葉蔬菜對減脂是非常有利的，在進食過程中就可以消耗不少熱量，譬如咀嚼、吞咽、腸胃蠕動，分泌胃液膽汁、將食物降解成尿液和糞便等。

如果消化過程所消耗的能量大於食物所提供的能量，譬如我們吃100g西洋芹，它能提供14大卡熱量，消化、吸收、排遺、排泄西洋芹需要40大卡能量，吃西洋芹所產生的能量效應就是-26卡，即所謂的負能量食物。

所以，想有效減脂，一定要攝取各種蔬菜。

使減重更有效的12 組有趣對照圖

320大卡

520大卡

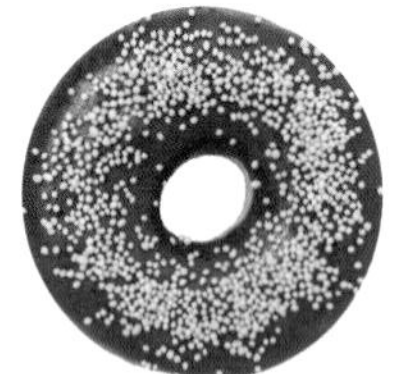

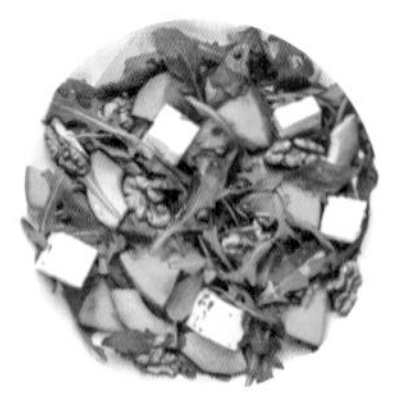

低卡路里不是唯一需要考量的因素，
優質食材沒有人工添加物，富含多量營養，
可以讓我們飽足得更久。

感到悲傷與孤單

感到富足與滿意

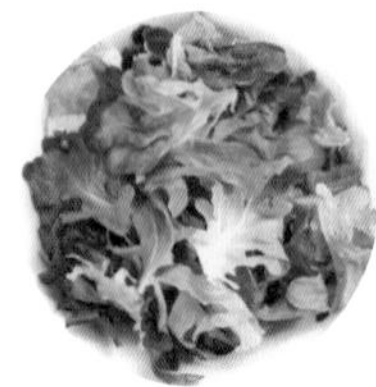

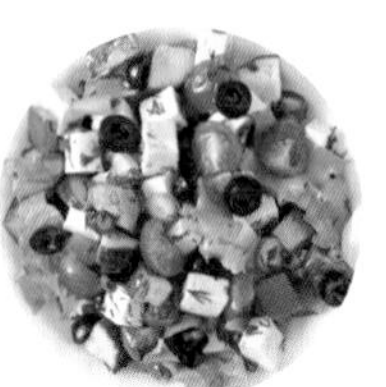

都是吃一盤沙拉，
藉由視覺的滿足，可以有效滿足食欲，
同時攝取均衡微量營養素。

1600大卡

1600大卡

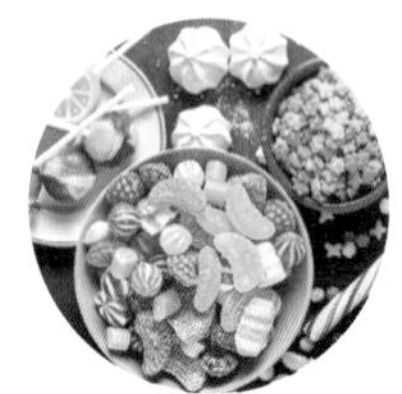

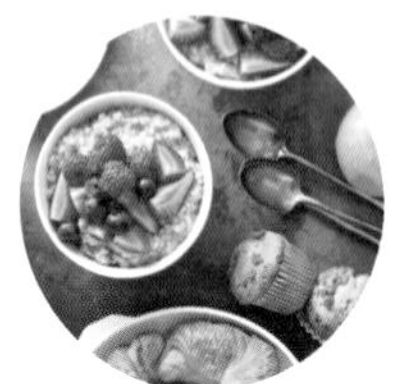

相同的1600大卡，
我們的選擇決定了自己的身形與健康。

沒有一個人會因為吃了
一盤生菜沙拉而變成仙女

也沒有一個人會因為吃了
一個甜甜圈而暴肥

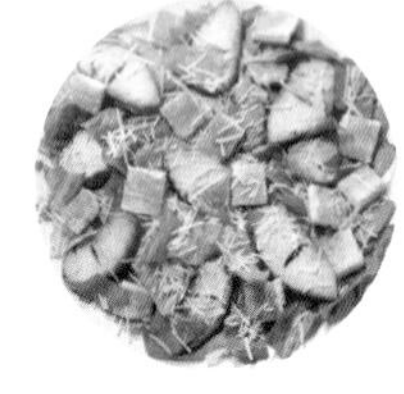

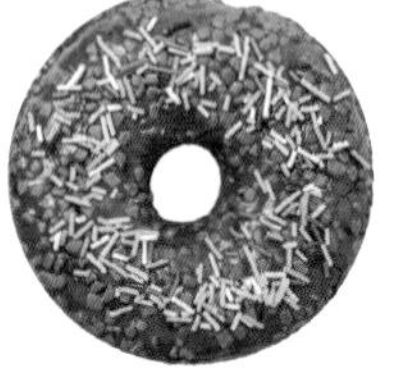

有成效是因為持續不斷，
持續不斷就叫作進步。

有時間自己下廚

沒時間自己下廚

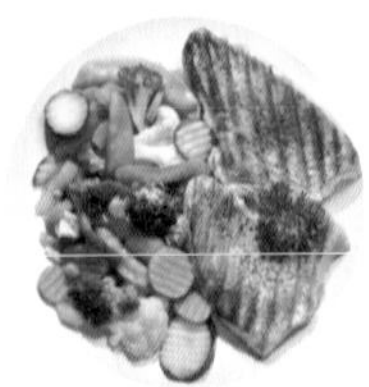

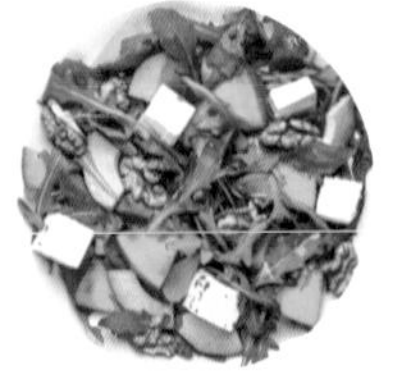

都可以很健康。

我們知道減醣
可以減脂

你知道增肌需要
多攝取好碳水嗎?

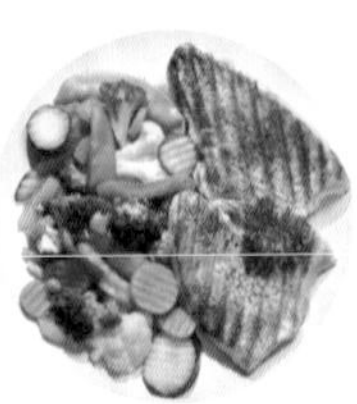

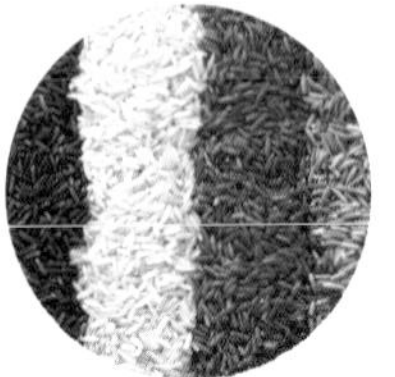

運動搭配優質碳水攝取，
維持身體肌肉量，而非一味的減脂，
有助長期維持體重並營養均衡。

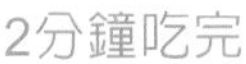

2分鐘吃完　15分鐘吃完

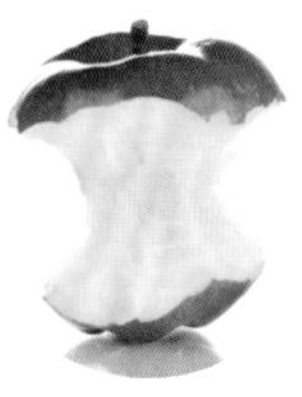

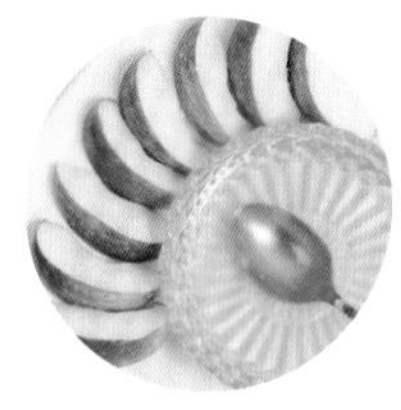

細嚼慢嚥可以滿足口腔咀嚼的欲望，
蔬果入口的大小，可以有效幫助自己
緩慢進食，增加口腔的咀嚼滿足感。

我選擇的都是
優質食材
所以可以放心吃

選擇優質食材
也只取自己身體所需要
的分量

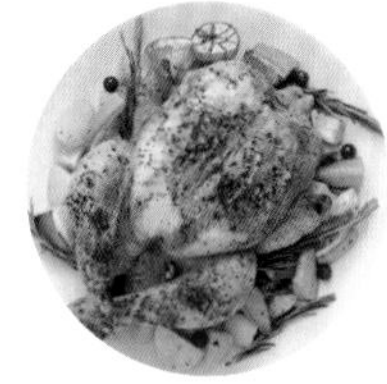

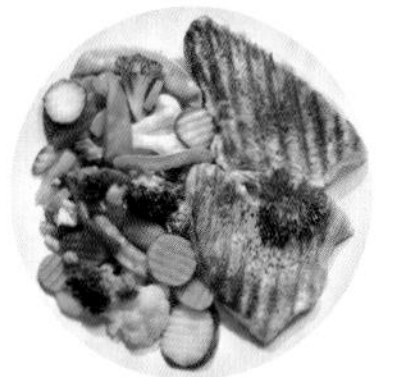

任何再好的食材，
適時適量的攝取才會讓自己
更健康與健美。

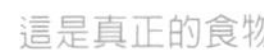

健康飲食等於
難吃與無趣

健康的食物也可以
美味多變化

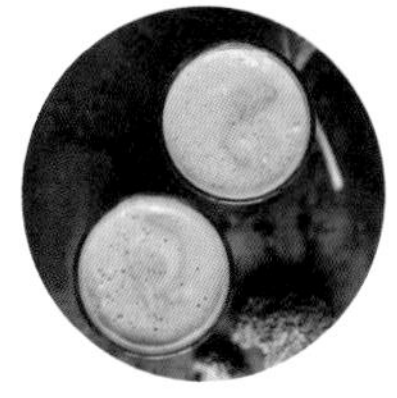

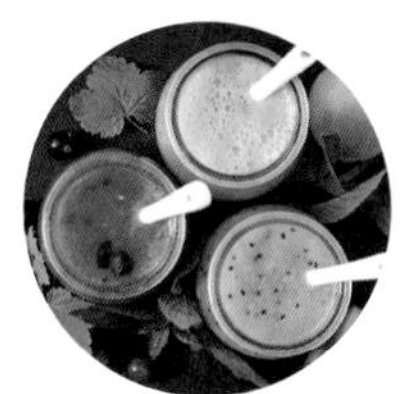

改變「健康飲食就是
吃草或吃難吃的食物」的觀念。

這是真正的食物

這是你以為是
食物的食物

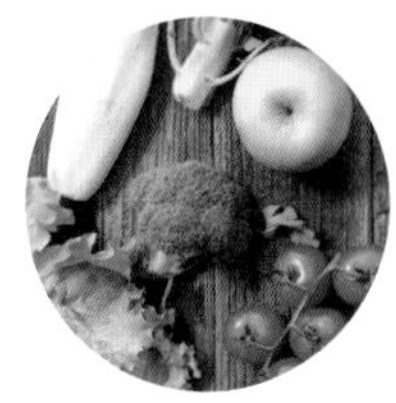

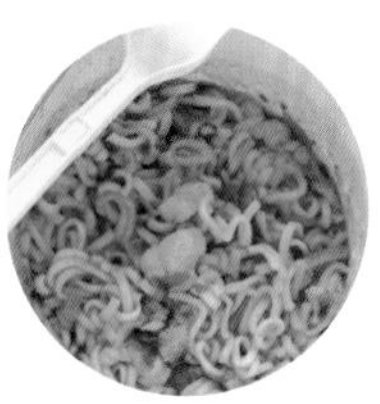

很多市售的食物都經過過度加工，
最後只剩下熱量。

多吃不等於
不健康或健康

少吃不等於
健康或不健康

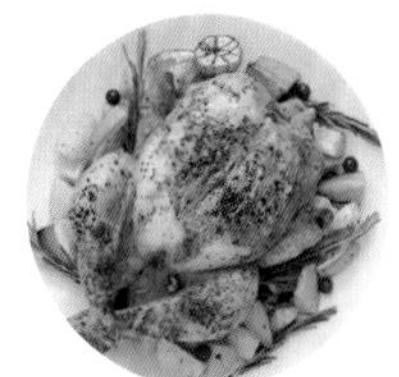

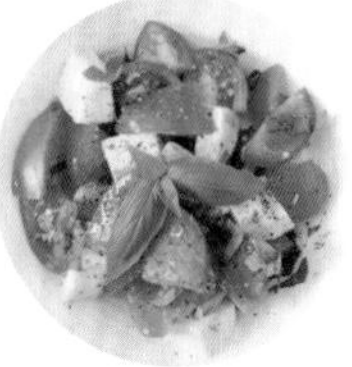

找到自己應該吃的分量並慎選食材，
並在對的時間攝取。

短暫讓自己開心
的食物

長期讓身體開心
的食物

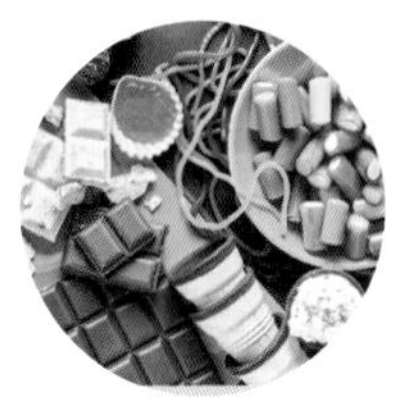

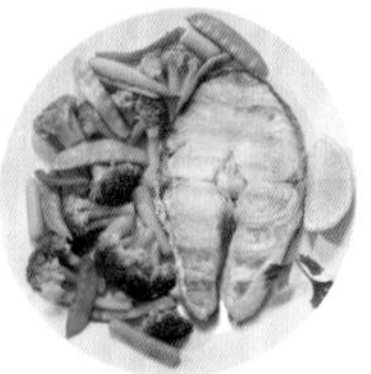

人生不是只有一朝一夕，
人生是一場耐力賽，路要走得長久穩健。

黑哲教練QA小教室

Q1 酒精是碳水化合物嗎？

A1 不是，酒精是空熱量飲料。酒精帶給身體熱量，但沒有任何營養素（調酒或者有甜味的酒則含有糖）。

Q2 多吃蛋白質就會增加肌肉量嗎？

A2 不會。增加肌肉需要持續與高強度的訓練（運動），高蛋白與高碳水的飲食，搭配充足的睡眠，才有機會增肌。

Q3 我喜歡運動也喜歡重訓，但我怕變成那種很壯的身材（都是肌肉）。

A3 不太可能。不要多想，長肌肉很難，除非是專業健身教練或體育選手，否則不可能變成肌肉哥哥或金剛芭比。

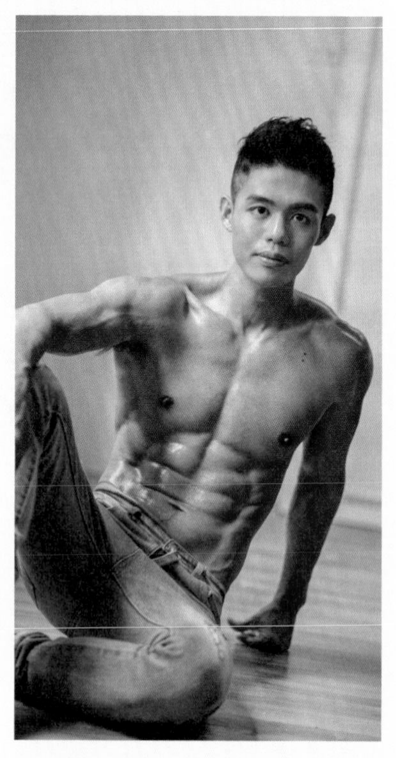

Q4 有越吃越瘦的食物嗎？

A4 有。含糖量少且富含大量的膳食纖維的食物（例如西洋芹），消化與代謝它所用掉的熱量會大於吃它進去的熱量，造成熱量赤字。

Q5 選擇好油是最重要的嗎？

A5 注重攝食Omega-3、6、9的平衡，與選擇好油是一樣的重要。Omega-6非常容易攝食，豬肉、豬油含量很高；Omega-3相對難攝取到，魚肉內含量較高。所以必須多攝取富含Omega-3的食材，例如：雞蛋、草飼牛肉、魚肉、亞麻仁籽（油）、印加果（油）、夏威夷果、榛果等，而且謹慎攝食富含Omega-6的食材，例如：豬肉、豬骨湯、豬油、杏仁（粉）等。

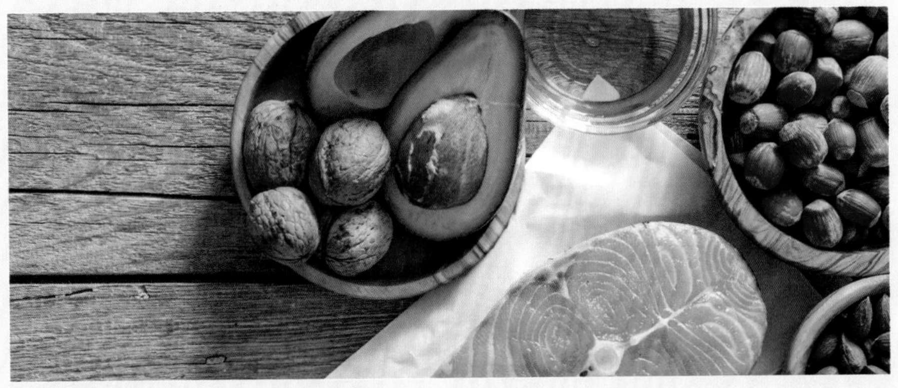

Q6 既然膳食纖維對減重來說這麼重要，是成功的關鍵點之一，那是不是能多吃就吃多一點？

A6 不是。膳食纖維無法被人體消化吸收利用，攝食過多會造成腸胃道的負擔過大，容易導致脹氣，一個人一天吃2～3包有機商店販售的蔬菜量就足夠。

Q7 實施碳水循環飲食法，如何知道體重減輕的速度是正常且健康的？

A7 每週體重減輕不宜超過總體重的1%。體重下降過快對身體沒有任何好處，瘦得越快的飲食法並不一定是最好的飲食法。體重下降越快的減肥方法，復胖的機率越高，每週體重下降總體重的1%已經算非常多的了。

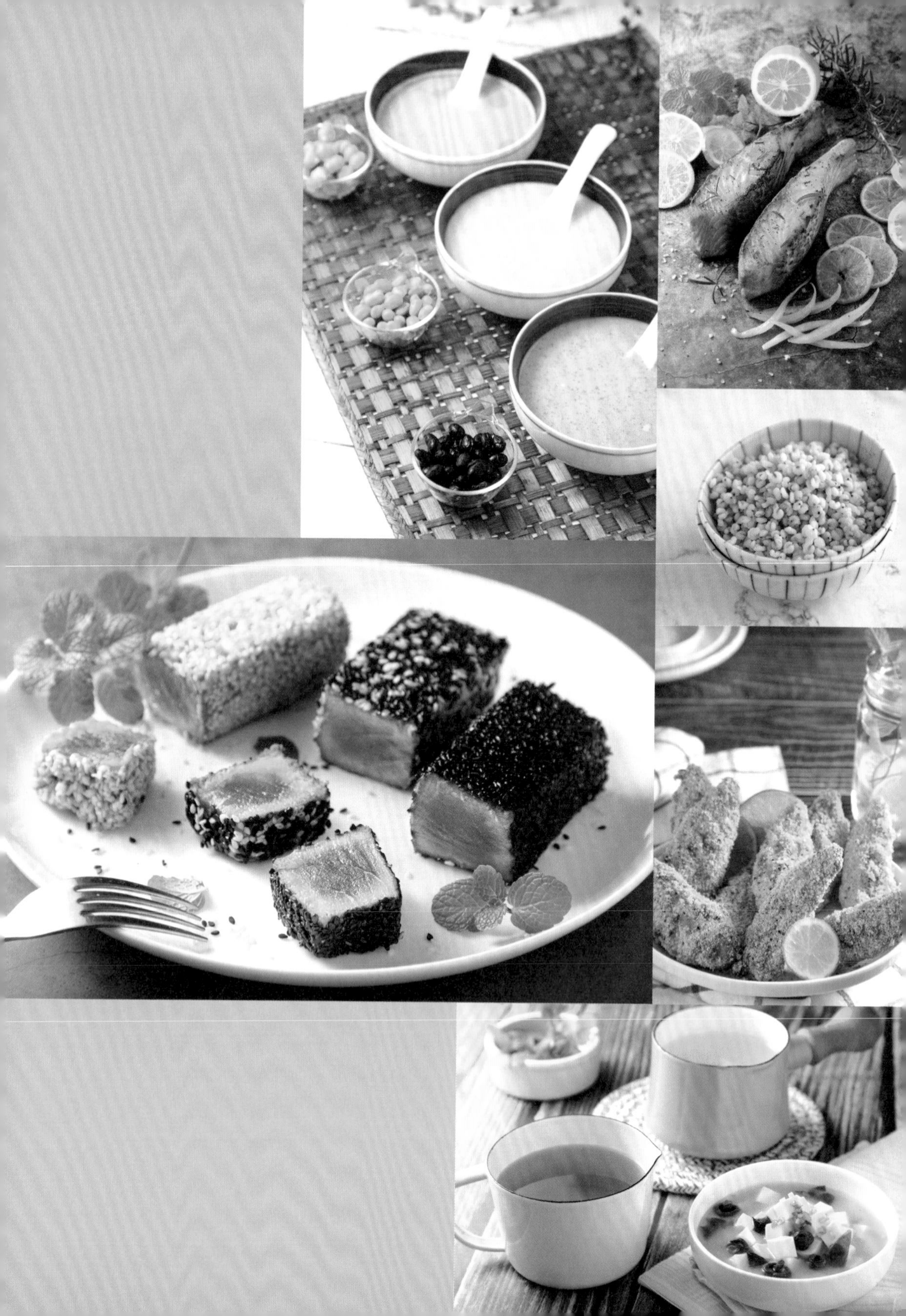

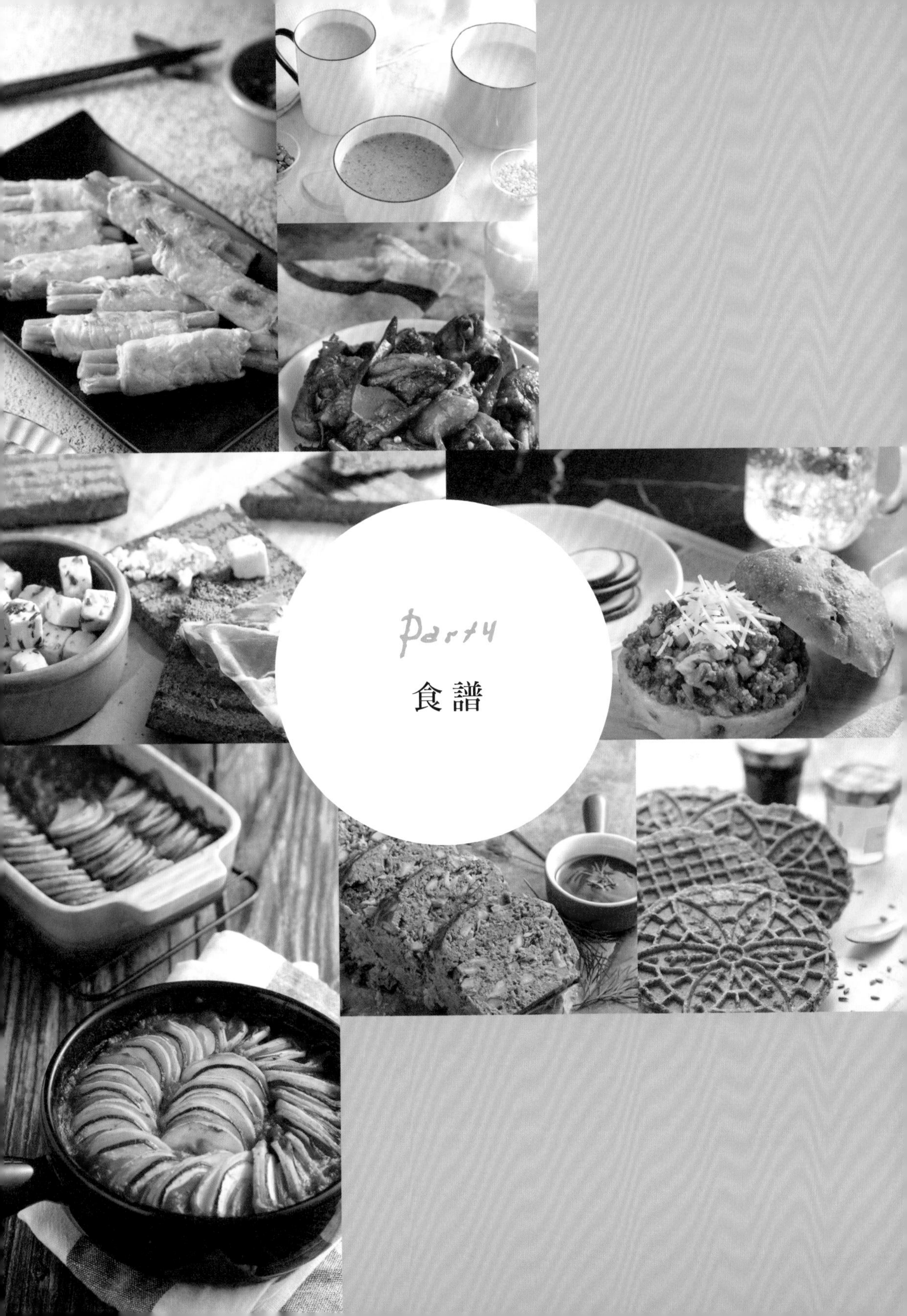

Part 4

食譜

寫在食譜之前——
繽紛的美健之路

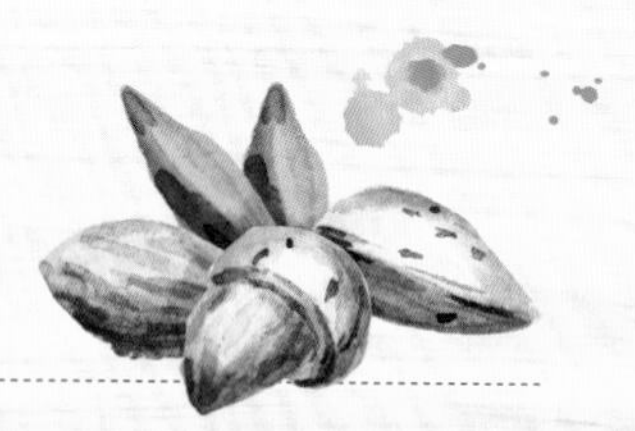

這本書中的食譜，邀請大家想像置身於一間六星級的吃到飽自助餐廳中，有各式各樣的選擇，感動於萬事萬物的豐盈與美好，我們只需要清楚的知道自己今天吃甚麼、吃多少、甚麼時候吃，然後做好選擇，細細品味，這是一種不簡單中的簡單。因爲知道每一餐都走在繽紛的美健之路上、每一口吃起來是如此的滋味盎然。

近二十年來，現代慢性病與肥胖的人數日漸攀高，使我們的日常飲食衍生出許多的束縛與教條，爲了心中對於飲食自由的渴望，擺脫很多食物不准吃的桎梏，最時尚的新趨勢——碳水循環飲食法的時代已經悄悄的來到，爲我們鋪好了美健飲食的繽紛之路。

每天的生活中，美食始終是一大樂趣，也是充飽電力的能量來源，取起坊間任何一本食譜，信手拈來；街頭巷尾的餐廳或小吃，進出無礙；走進廚房的家常料理，樂趣橫生，這才叫作生活。

爲了落實碳水循環，達到有效的減脂結果，碳水循環食譜從主餐到點心，從飲品到水果，都以簡單方便爲主訴求，加了美味的小步驟與亮點，使食譜更有新意，有些是祖傳製方，有些則是參考哈洛德·馬基（Harold McGee）著作的《食物與廚藝》（*On Food & Cooking*）這本書，以全方位的平衡且足夠的養分攝取爲期待，用美味的食物滋養身體與滿足心理爲依歸。

食譜標註了三大營養成分的重量作爲參考之用，前文也特別增闢如何看待卡路里的篇章，讓卡路里的意義更清楚明白。

對於飲食法、美健與減脂，我衷心的希望，讓生命多一些自由，讓食物多一些選擇，讓吃飽少一些束縛，讓自信多一些燦爛。

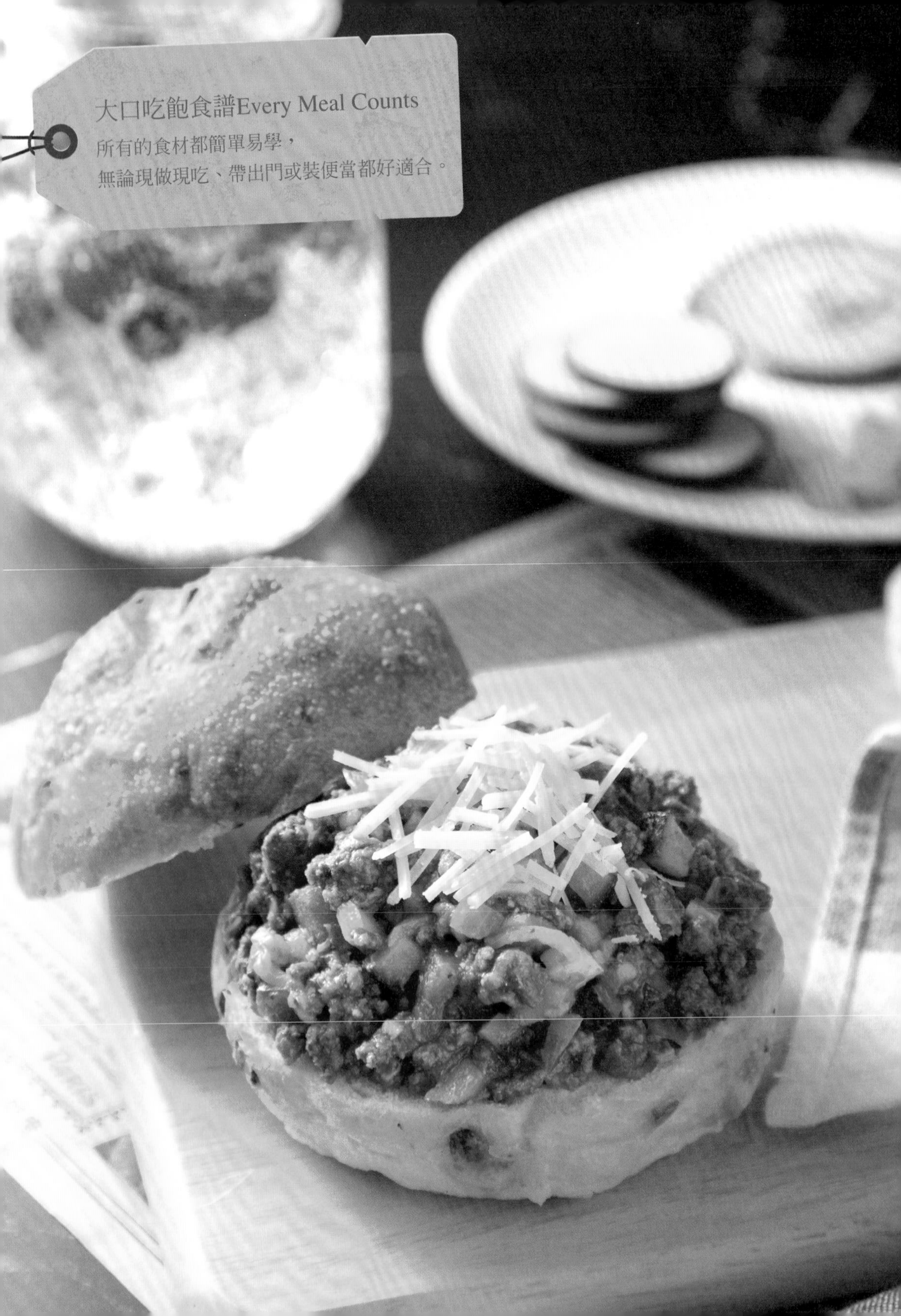
大口吃飽食譜Every Meal Counts
所有的食材都簡單易學，
無論現做現吃、帶出門或裝便當都好適合。

懶人漢堡

營養成分：一整份食譜（不含頂飾）

熱量
（Kcal）
2100

蛋白質
（g）
200

脂肪
（g）
120

淨碳水
（g）
40

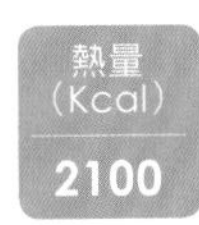

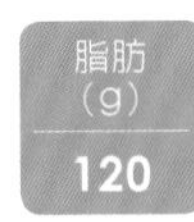

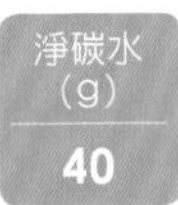

食材

橄欖油 15g
大蒜 15g（去皮切碎）
洋蔥 1/2 顆 135g（洗淨去皮去心切丁）
櫛瓜 1/2 條 110g（洗淨切丁）
低脂牛絞肉 500 公克
白胡椒粉適量
義大利麵番茄醬 350g
赤藻糖醇 1 大匙（可省略）
檸檬汁 1/2 大匙（可酌量使用）
海鹽適量
帕瑪森乳酪絲 200g（可使用切達乳酪絲）
生菜（適量）

頂飾

帕瑪森乳酪絲
新鮮番茄切丁、橄欖或酸黃瓜（可依個人喜好添加）

作法步驟

❶ 用橄欖油爆香蒜末，加入洋蔥與櫛瓜炒軟後起鍋，濾掉多餘的水分備用。
❷ 同鍋將牛絞肉炒熟（如果有出水，要倒掉多餘的水分）。
❸ 將❶與❷拌炒均勻。
❹ 加入白胡椒粉、義大利麵番茄醬、赤藻糖醇、檸檬汁與海鹽，充分拌炒均勻。
❺ 最後加入帕瑪森乳酪絲，乳酪完全融解時有收汁的效果，之後即可起鍋。
❻ 放到新鮮生菜上，再撒上帕瑪森乳酪絲、新鮮番茄切丁、橄欖或酸黃瓜即可享用。

食譜亮點

懶人食物（Comfort Food）是滿足味蕾、嗅覺、視覺、身體、心理、靈魂的食物之意。這道懶人漢堡作法非常簡單，隨做隨吃。吃不爽？再來幾大勺肉醬吧！

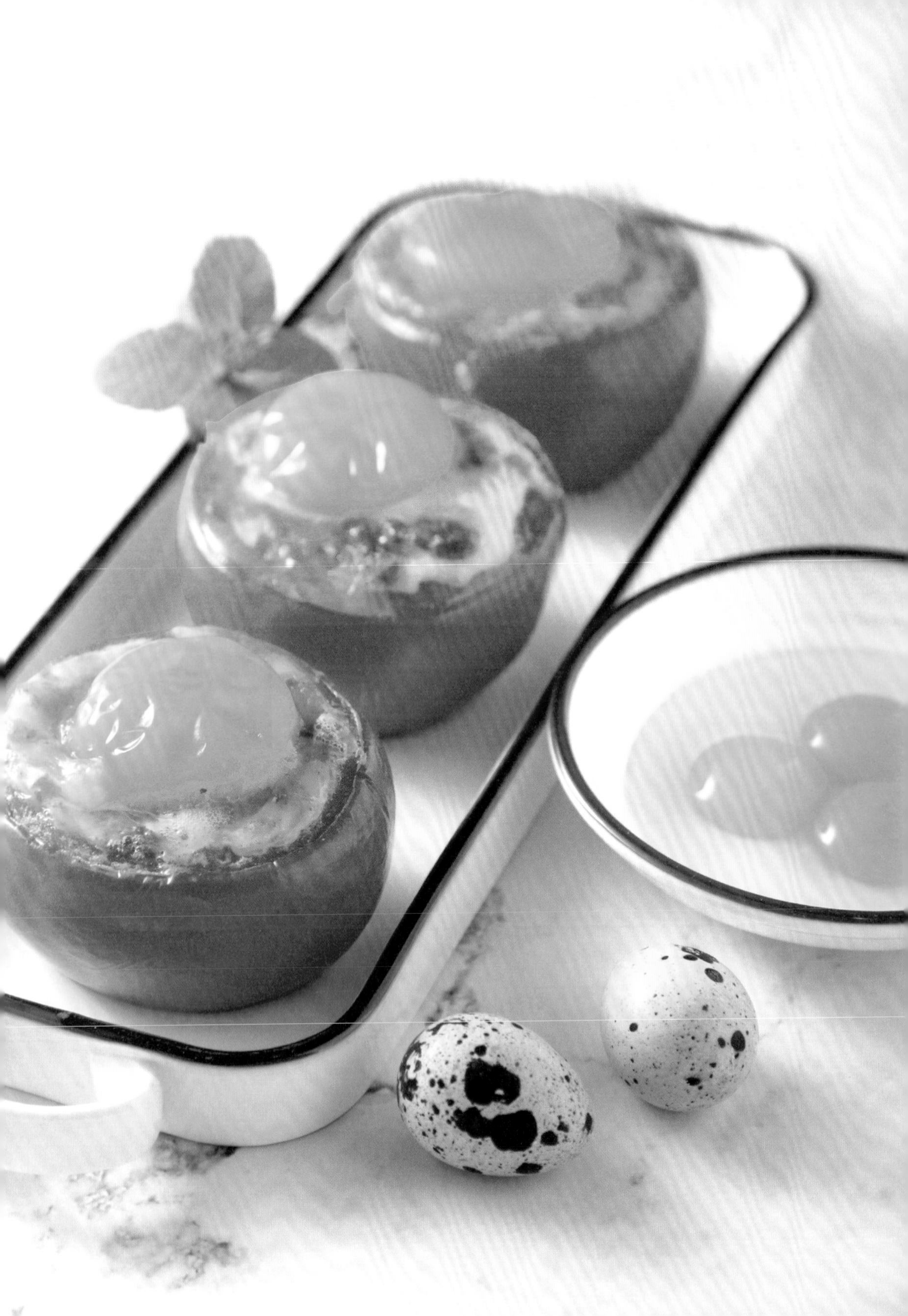

月見番茄牛肉封

營養成分：一個（不含頂飾）

熱量
（Kcal）
240

蛋白質
（g）
20

脂肪
（g）
13

淨碳水
（g）
6

食材

橄欖油 1 大匙
大蒜 10g（去皮切碎）
洋蔥 1/2 顆 135g（洗淨去皮去心切丁）
低脂牛絞肉 250g
海鹽適量
白胡椒粉適量
帕瑪森乳酪絲 100g
牛番茄 8 顆（大顆番茄）
雞蛋 8 顆（很小的土雞蛋，每顆 45-50g 左右，蛋黃與蛋白分開使用）

頂飾

帕瑪森乳酪絲（可省略）

作法步驟

❶ 用橄欖油爆香蒜末，加入洋蔥炒軟後起鍋。
❷ 同鍋將牛絞肉炒熟，同時加入海鹽與白胡椒調味（如果有出水，要倒掉多餘的水分）。
❸ 混合❶與❷，再加入帕瑪森乳酪絲拌炒均勻備用。
❹ 烤箱預熱 160℃（上下火都開）。
❺ 牛番茄洗淨後切除蒂頭，再切下約一公分厚，把籽與心去掉（可留下來做 151 頁的彩虹燉菜）。
❻ 在挖空的番茄中裝入一顆蛋白，再裝入❸至約八分滿後，放在墊好烘焙紙的烤盤上，烘烤 20 分鐘。
❼ 拉開烤箱門，放上蛋黃、撒上帕瑪森乳酪（小心燙手）。
❽ 再烤 10 分鐘即可。

食譜亮點

煮一次就可以滿足很多餐，一直是最被喜愛的一道菜。

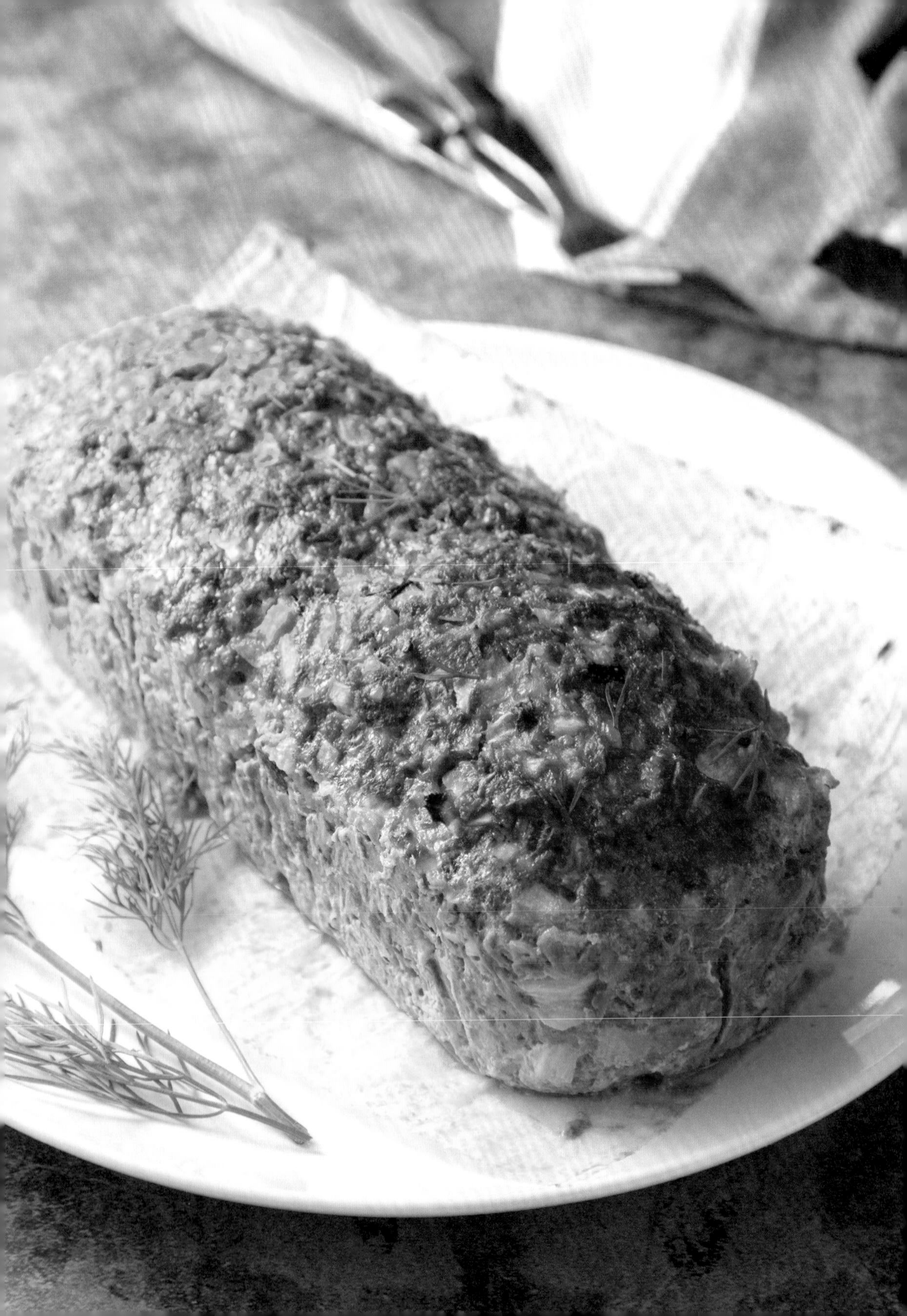

家常美式餐肉

營養成分：一整份食譜

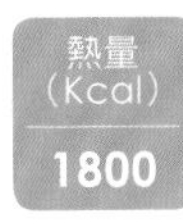
熱量（Kcal）1800

蛋白質（g）170

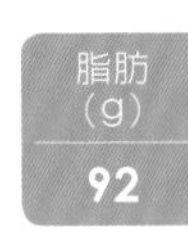
脂肪（g）92

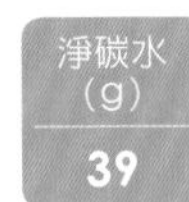
淨碳水（g）39

食材

洋蔥 100g（洗淨去皮去心切小塊）
高麗菜 200g（洗淨瀝乾切小塊）
櫛瓜 130g（洗淨瀝乾切小塊）
鹽 10g
赤藻糖醇 20g
大蒜 15g（去皮切碎）
低脂牛絞肉 600g
烘焙用杏仁粉 60g
帕瑪森乳酪絲 50g
蛋白 2 顆
羅勒適量（用香菜也非常適合）
鹽適量
黑胡椒粉 3g
義大利麵番茄醬 180g

頂飾

帕瑪森乳酪絲
自己喜歡的醬汁或香料

作法步驟

❶ 取一鋼盆放入洋蔥、高麗菜、櫛瓜、鹽與赤藻糖醇，抓過靜置後去水。
❷ 烤箱預熱 180℃（上下火都開），長形烤模（長 22cm，寬 7cm，高 6.5cm）墊上烘焙紙。
❸ 用手擠去❶多餘的水分，放入另一鋼盆中。
❹ 將蒜末、低脂牛絞肉、烘焙用杏仁粉、帕瑪森乳酪絲、蛋白、羅勒、鹽、黑胡椒粉、義大利麵番茄醬放入❸，用手攪拌均勻。
❺ 烤模壓上烘焙紙，將❹倒入模中並壓平整，灑上帕瑪森乳酪絲再壓緊。
❻ 放入烤箱烤 70 分鐘（烤好後也許會出水，把水倒掉即可）。
❼ 吃之前切厚片，用不沾平底鍋煎至兩面上色，會有梅納反應更添香氣，也可以再淋上喜歡的醬汁或香料。

食譜亮點

美式餐肉非常適合帶便當，或者當肚子餓的時候，切一塊再兩面煎一下，快速方便又富含足量的蛋白質與膳食纖維。

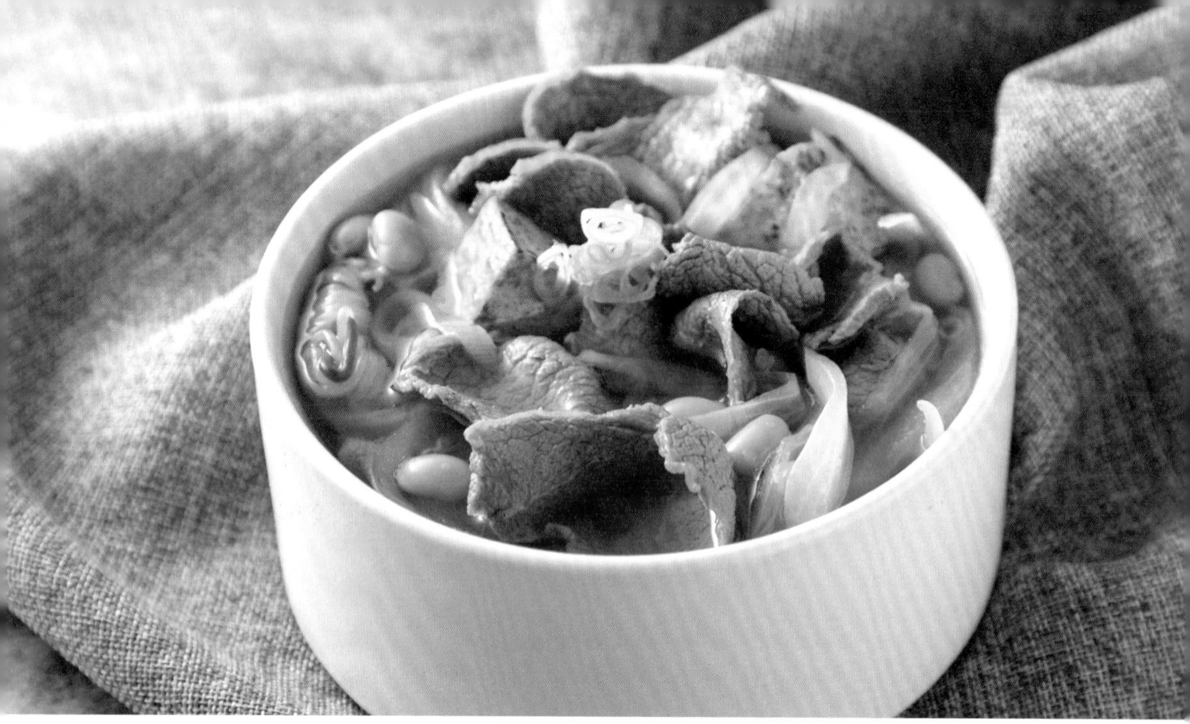

快燉牛肉豆腐湯

營養成分：一整份食譜

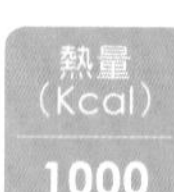
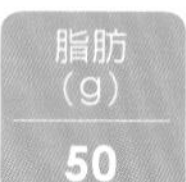
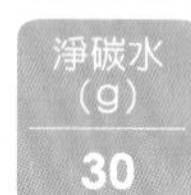

熱量 (Kcal)	蛋白質 (g)	脂肪 (g)	淨碳水 (g)
1000	94	50	30

食材

澳洲牛肩里肌火鍋牛肉片 300g
椰糖 10g
清水 700CC
米酒 100CC
赤藻糖醇 2 大匙
醬油 60CC
老豆腐 200g（不沾平底鍋煎焦）
洋蔥 1 顆約 100g（去心切絲）
熟毛豆 50g
蔥適量

作法步驟

❶ 火鍋牛肉片灑上椰糖醃漬備用（放冰箱冷藏，下班後或隔天再下鍋）。
❷ 將清水、米酒、赤藻糖醇、醬油倒入湯鍋中，開小火煮滾。
❸ 老豆腐切大塊用不沾平底鍋乾煎上色後，放入❷中，再加入洋蔥，蓋上鍋蓋燜煮 15 分鐘。
❹ 用另一鍋熱水將❶的牛肉燙熟，馬上撈出沖水洗淨，與熟毛豆一起加❸中。
❺ 燉煮至喜歡的口感即可。

食譜亮點

＊用椰糖醃漬肉片，可使肉片在燉煮後，肉質依然滑順。
＊可以減少糖用量來降低淨碳水量。

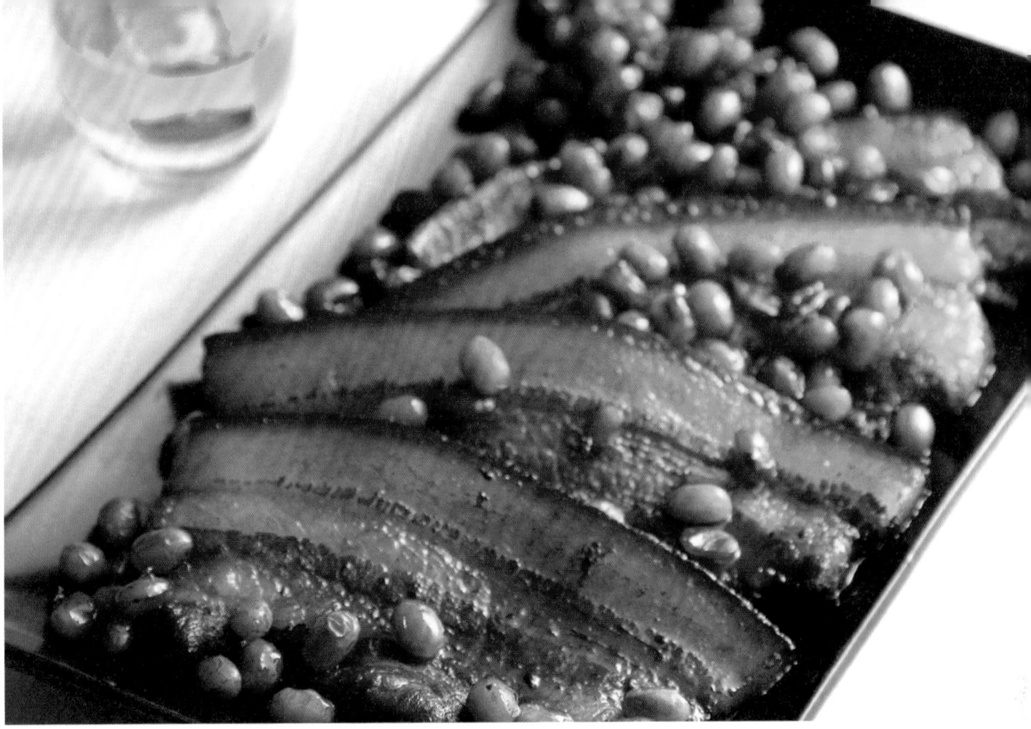

紅酒燉豬五花

營養成分：一整份食譜
（不含黃豆）

熱量
（Kcal）
1280

蛋白質
（g）
46

脂肪
（g）
102

淨碳水
（g）
6

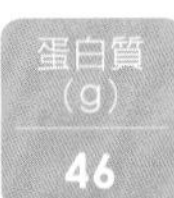

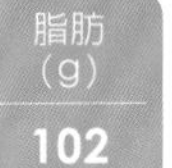

食材

豬五花 300g（切成約 2 公分厚）
澱粉適量
紅酒 200CC
薑片 15g
蒸熟黃豆 150g（蒸透蒸軟）
無麩質醬油 15CC
水適量
海鹽少許

作法步驟

❶ 將豬五花切片，用澱粉抓過後洗淨。
❷ 取一容器裝入❶的豬五花，加入紅酒與薑片，浸泡 6 小時。
❸ 取出❷，並用廚房紙巾擦乾。
❹ 不沾平底鍋熱鍋，把❸煎至兩面金黃，再加入蒸熟的黃豆、醬油和水，用海鹽調味，水要淹過豬肉，並煮到收汁收乾。

食譜亮點

＊帶肥與皮的豬肉經過煎焦後再燉煮，更添風味。
＊低碳日食譜的最佳首選。

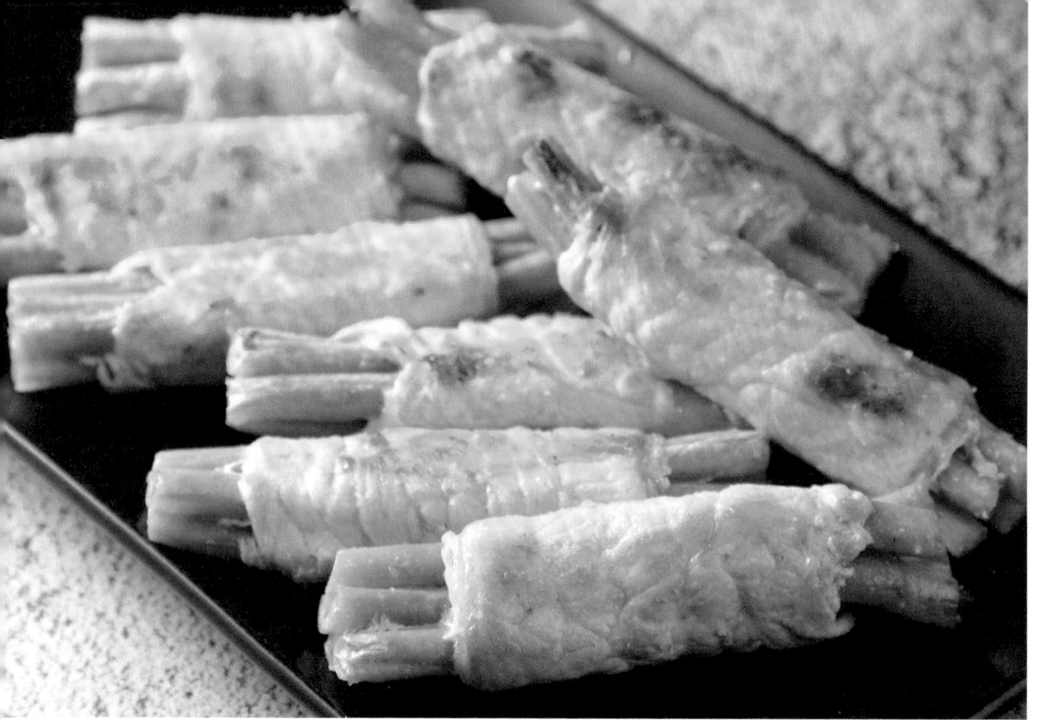

四季豆肉片捲

營養成分：一整份食譜

熱量（Kcal）	蛋白質（g）	脂肪（g）	淨碳水（g）
720	45	50	20

食材

豬里肌薄片 200g
椰糖 10g
四季豆 300g（洗淨去兩頭後，切段）
橄欖油 1 又 1/2 大匙
海鹽適量
粗粒黑胡椒適量
粗粒白胡椒適量
香料適量

作法步驟

❶ 豬里肌薄片用椰糖醃漬備用（早上處理好再放冰箱冷藏，下班煮）。

❷ 四季豆用鹽水汆燙，燙到喜歡的軟度後，撈起放到冰水中，冷卻備用。

❸ 用❶把四季豆捲起來（5 根四季豆配一片豬肉），兩頭露出四季豆，直到捲完爲止（可自行調整要用幾根四季豆捲成一捲）。

❹ 不沾鍋熱油後放入❸，煎到上色後起鍋，再撒上調味料即可。

食譜亮點

* 我很喜歡使用里肌豬肉片，不會過油，比較容易計算熱量（如果想計算的話）。
* 把里肌肉的肥肉修乾淨，是我煮菜的習慣，多一點點功夫，少一點點負擔。
* 使用菜豆、秋葵、牛蒡絲或根莖類都好吃，全看自己當天需要補充哪一種營養素。
* 使用椰糖醃肉，會使豬肉散發出一種特殊的氣味與口感。

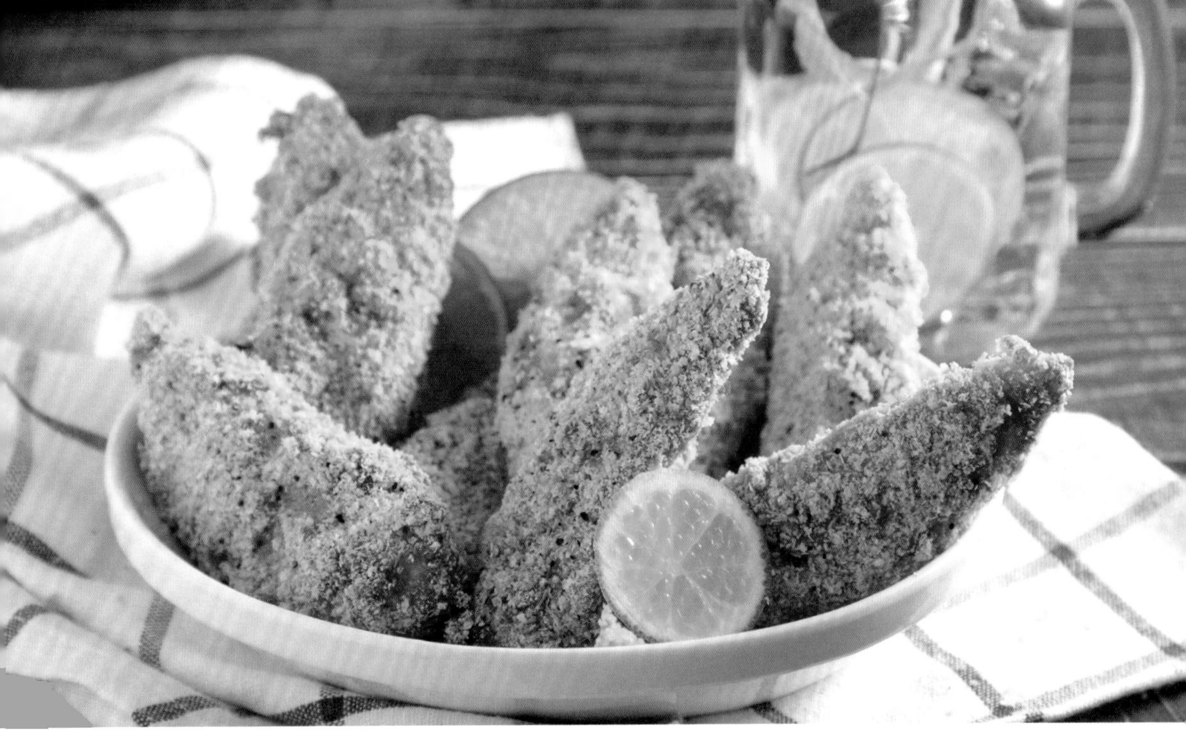

夜市鹽酥雞

營養成分：一整份食譜

熱量 (Kcal)	蛋白質 (g)	脂肪 (g)	淨碳水 (g)
510	72	10	30

食材

雞里肌 250g
薑汁或薑片適量
莧籽片 50g
全蛋 1 顆
海鹽適量
白胡椒粉適量

作法步驟

❶ 雞里肌洗淨瀝乾，與薑汁混合，靜置 30 分鐘。
❷ 將莧籽片倒入一個大平盤中，讓❶均勻裹上莧籽片後捏緊。
❸ 將雞蛋打散，將❷沾上蛋液，再重複裹上莧籽片後捏緊，撒上適量海鹽與白胡椒。
❹ 烤箱預熱至 180℃（上下火都開），烤 30 分鐘即可。

食譜亮點

可以一次做2份，1份差不多就含有150g蛋白質，滿足一個女生一天的基本蛋白質營養量。

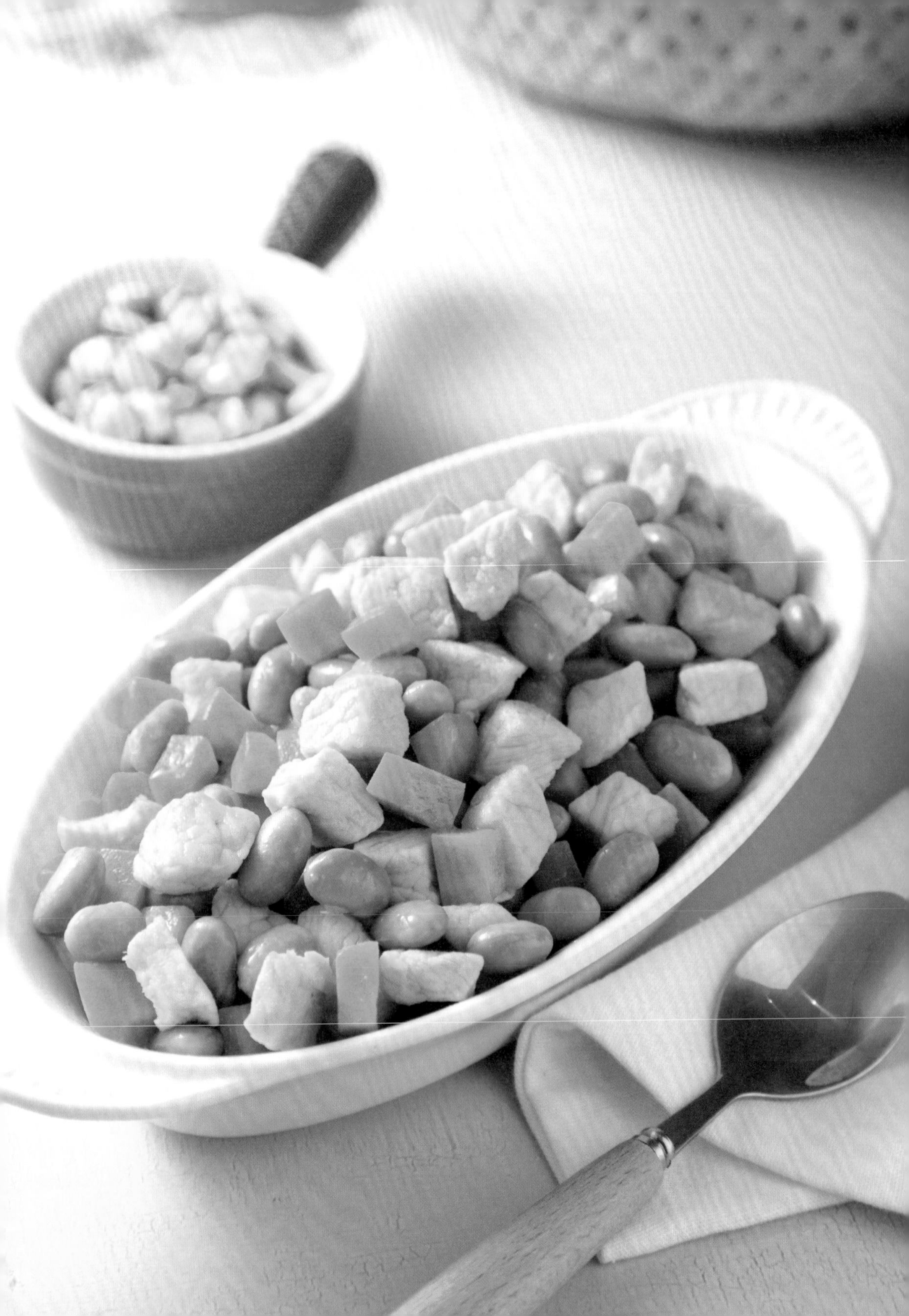

三色丁

營養成分：一整份食譜

熱量
(Kcal)
950

蛋白質
(g)
75

脂肪
(g)
60

淨碳水
(g)
15

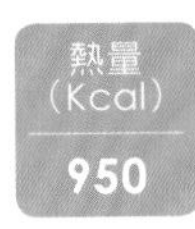

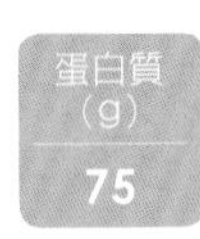

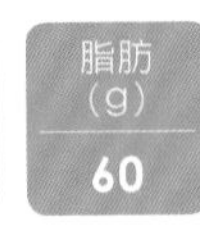

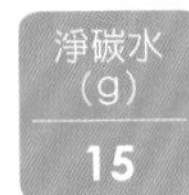

食材

室溫飲用水 300CC
食鹽 11g
豬里肌 300g（切丁）
薑末 5g
橄欖油 1 大匙
汆燙熟毛豆仁 100g
汆燙熟胡蘿蔔 100g（切小丁）
食鹽適量

作法步驟

❶ 取一容器放入室溫飲用水與海鹽，充分混合至海鹽溶解。
❷ 豬里肌洗淨擦乾，去掉多餘的脂肪與筋膜後切丁，放入❶中，再加入薑末浸泡，靜置 3 小時。
❸ 取出❷用廚房紙巾吸乾。
❹ 不沾鍋熱鍋加油，快炒❸，炒熟後取出備用，並倒掉鍋內的水。
❺ 同鍋拌炒均勻熟毛豆仁與紅蘿蔔後，加入❹拌炒，調味後即可起鍋。

食譜亮點

＊❶的鹽水比例請測量準確。
＊里肌肉煎過放涼之後都會變得很乾，用這樣的方式處理後，肉質水分飽滿會彈牙，但煮的時候會出水，肉煮熟後要把水倒掉。
＊因為浸泡豬肉較耗時，可以一次浸泡多量，完成❸後分裝冷藏，可保鮮2～3天。
＊使用任何根莖類或豆類搭配都很好吃。

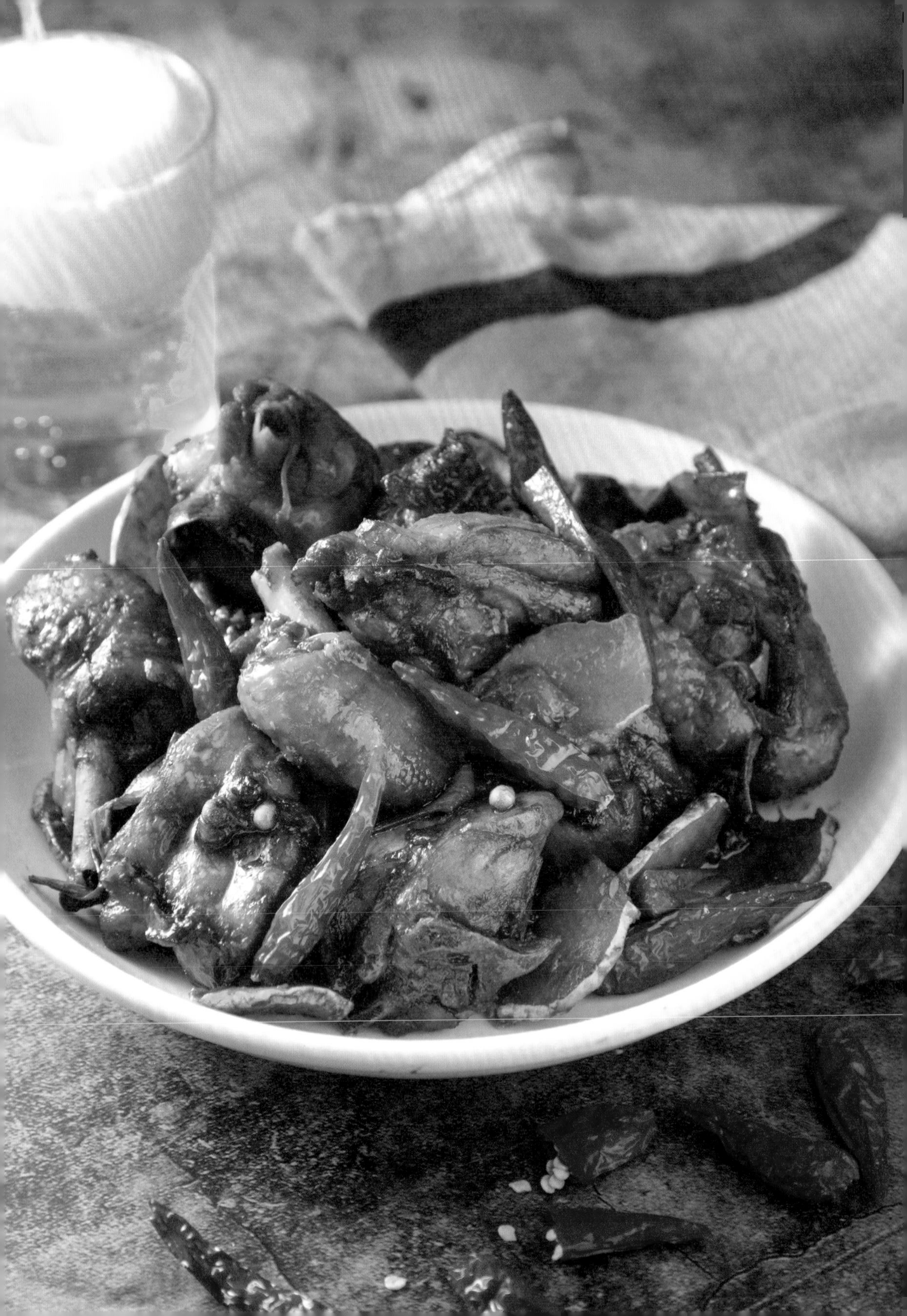

黑啤酒棒棒腿燒雞

營養成分：一整份食譜

熱量
(Kcal)
1250

蛋白質
(g)
134

脂肪
(g)
65

淨碳水
(g)
15

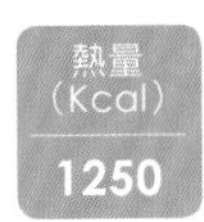

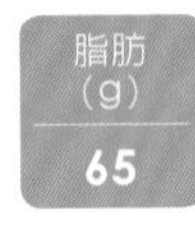

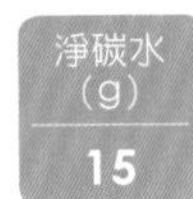

食材

棒棒腿 800g（切塊洗淨瀝乾）
橄欖油 1 小匙
薑片 20g
花椒適量
辣椒適量
大蒜 4 瓣
料理米酒 4 大匙
無麩質醬油 2 大匙
黑啤酒 350CC（室溫）
水適量
海鹽適量
蔥段 15g

作法步驟

❶ 準備一鍋冷水，放入棒棒腿煮熟後，撈起沖水洗淨，並把水瀝乾。
❷ 用橄欖油熱鍋後，加入薑片、花椒、辣椒、蒜瓣爆香，加入❶炒至雞肉呈金黃色。
❸ 倒入料理米酒拌炒，再加入醬油拌炒均勻。
❹ 將室溫黑啤酒倒入鍋中，加水淹過雞肉，蓋上鍋蓋燜煮至收汁爲止，覺得不夠鹹可以加少許海鹽。
❺ 加入蔥段，快速拌炒後起鍋。

食譜亮點

* 也可以用黑麥汁來做這道料理。
* 有些人喜歡先把雞肉過水，有些人喜歡保留雞肉的味道。所以雞肉不過水、直接入鍋煎成金黃色也可以。

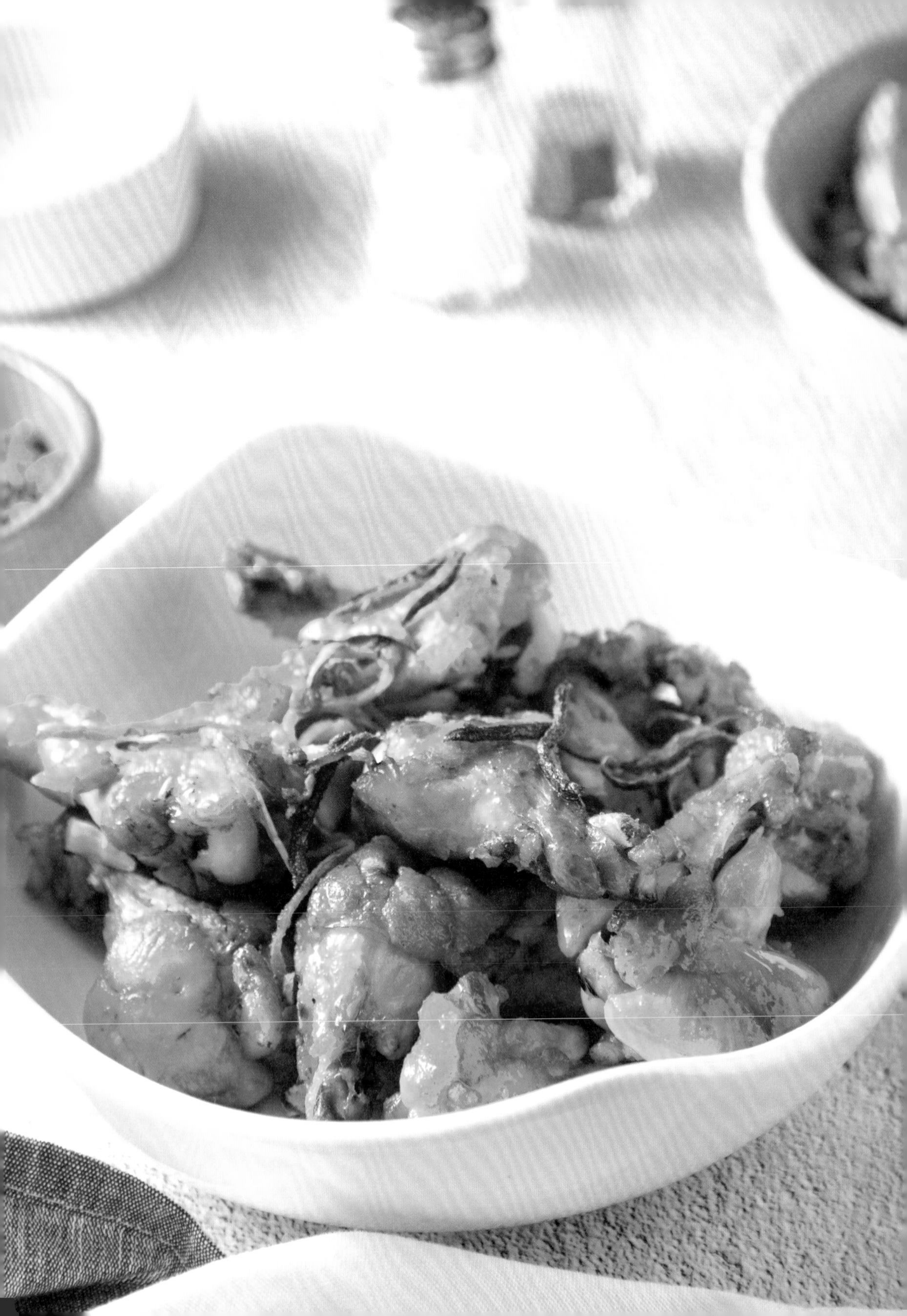

田爺爺私房小雞腿

這道食譜是我小時候最喜愛的雞肉料理，是田爺爺的祖傳私房菜，邀請大家試試看。
小雞腿先用中濃度的鹽水浸泡再蒸熟，最後用不沾鍋微煎，入味而不柴，更會因為梅納反應產生一種特殊的香氣。

營養成分：一整份食譜

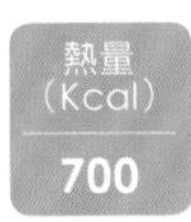
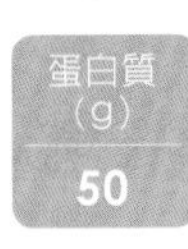
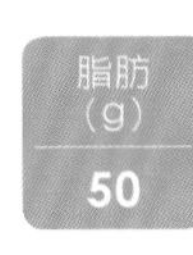
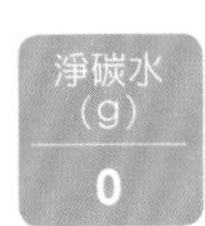

熱量（Kcal）	蛋白質（g）	脂肪（g）	淨碳水（g）
700	50	50	0

食材

室溫飲用水 400CC
海鹽 14g
小雞腿 300g
薑絲 10g
白胡椒粒 2g（不要磨碎，如果沒有可以省略）
橄欖油 2 大匙

作法步驟

❶ 取一容器將室溫飲用水與海鹽充分混合至溶解。
❷ 小雞腿洗淨後去掉多餘的脂肪（我會把偏肥的皮剪掉），放入❶中，再加入薑絲與白胡椒粒，浸泡靜置 3 小時。
❸ 取出❷，放入電鍋中蒸熟。
❹ 取出❸，用廚房紙巾擦乾。
❺ 不沾鍋熱油後放入❹，煎到金黃色即可。

食譜亮點

* ❶的鹽水比例請測量準確。
* 因為浸泡雞肉需要時間比較長，可以一次做多一點，蒸熟後密封冷藏，吃之前再回溫從❺開始做，快速美味。
* ❸完成後會有很香的雞湯在蒸鍋底，可以當成濃縮雞高湯使用（可稀釋）。
* 如果怕高湯太辣，蒸的時候把薑片與白胡椒粒去掉。我喜歡有薑片與胡椒的口味，適合天氣冷時食用，夏天反之。

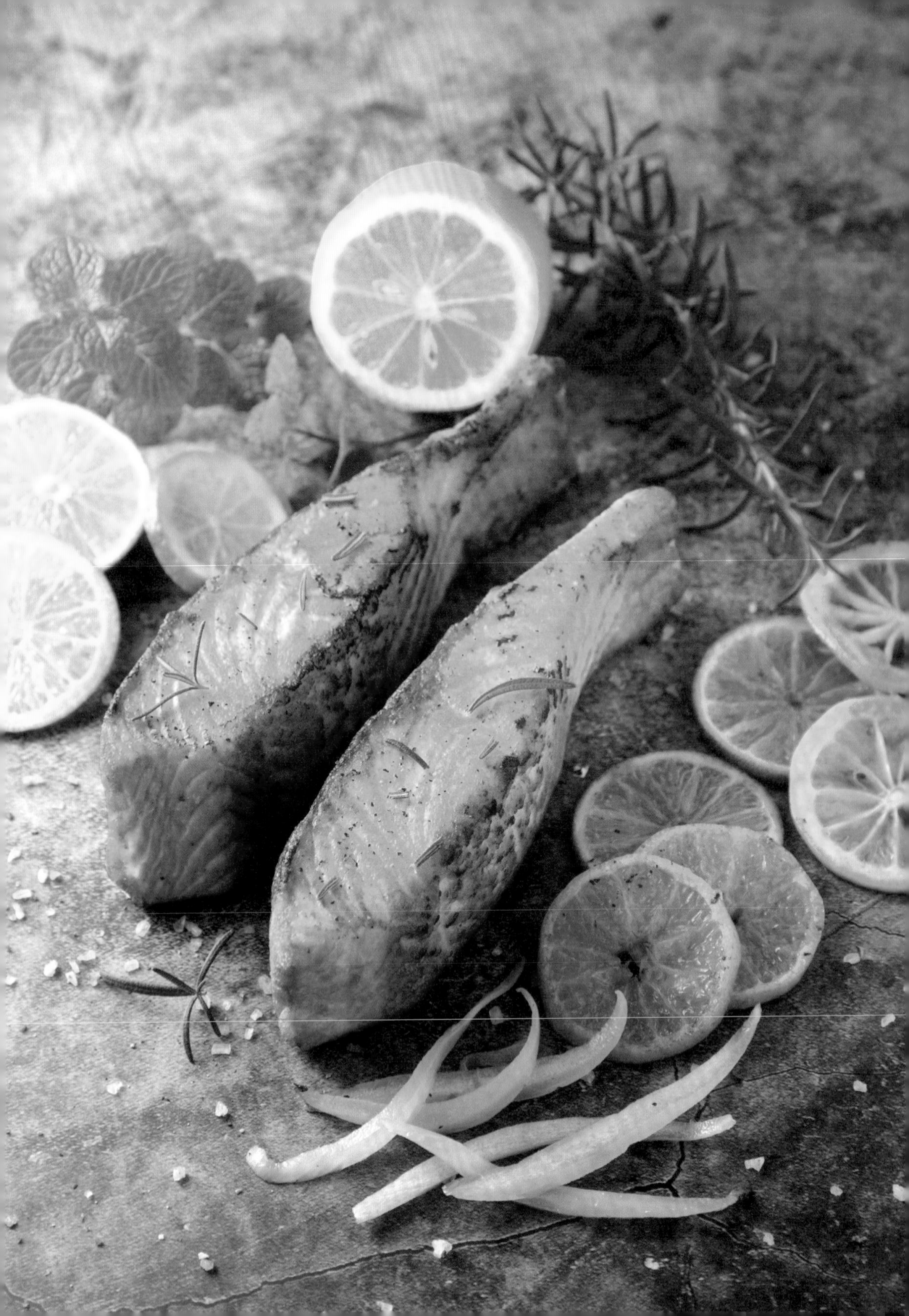

檸檬柳橙鮭魚菲力

營養成分：一整份食譜

熱量
(Kcal)
800

蛋白質
(g)
60

脂肪
(g)
55

淨碳水
(g)
8

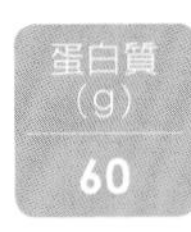

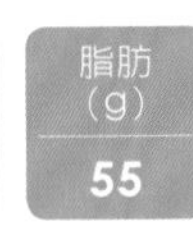

食材

鮭魚菲力 300g
新鮮檸檬 4 顆（榨汁）
洋蔥 1/4 顆（切絲）
薑絲 5g
赤藻糖醇 5g
新鮮柳橙 1 顆（榨汁）
全蛋液適量
海鹽適量
油適量
粗粒黑胡椒適量

作法步驟

❶ 鮭魚洗淨後，用廚房紙巾擦乾。

❷ 將❶浸泡在檸檬汁中，加入洋蔥絲與薑絲，靜置 30 分鐘（檸檬汁如無法完全蓋過鮭魚，浸泡時要翻面）。

❸ 再加入赤藻糖醇與柳橙汁繼續浸泡 30 分鐘，取出鮭魚並用廚房紙巾擦乾。

❹ 混合全蛋液與海鹽，將鮭魚沾上蛋液（薄薄一層即可防沾黏）。

❺ 不沾鍋預熱，抹一點點油熱鍋，放入鮭魚煎到單邊上色再翻面，最後撒上粗粒黑胡椒。

食譜亮點

* 在❸中用廚房紙巾擦得越乾，則檸檬味越淡，可視個人口味調整。
* 檸檬的酸度經過時間，會使鮭魚肉變成白色，這是一種使蛋白質轉變的酸蝕作用。這樣的作法可以有效去腥入味，也會讓檸檬的風味呈現得更完整。

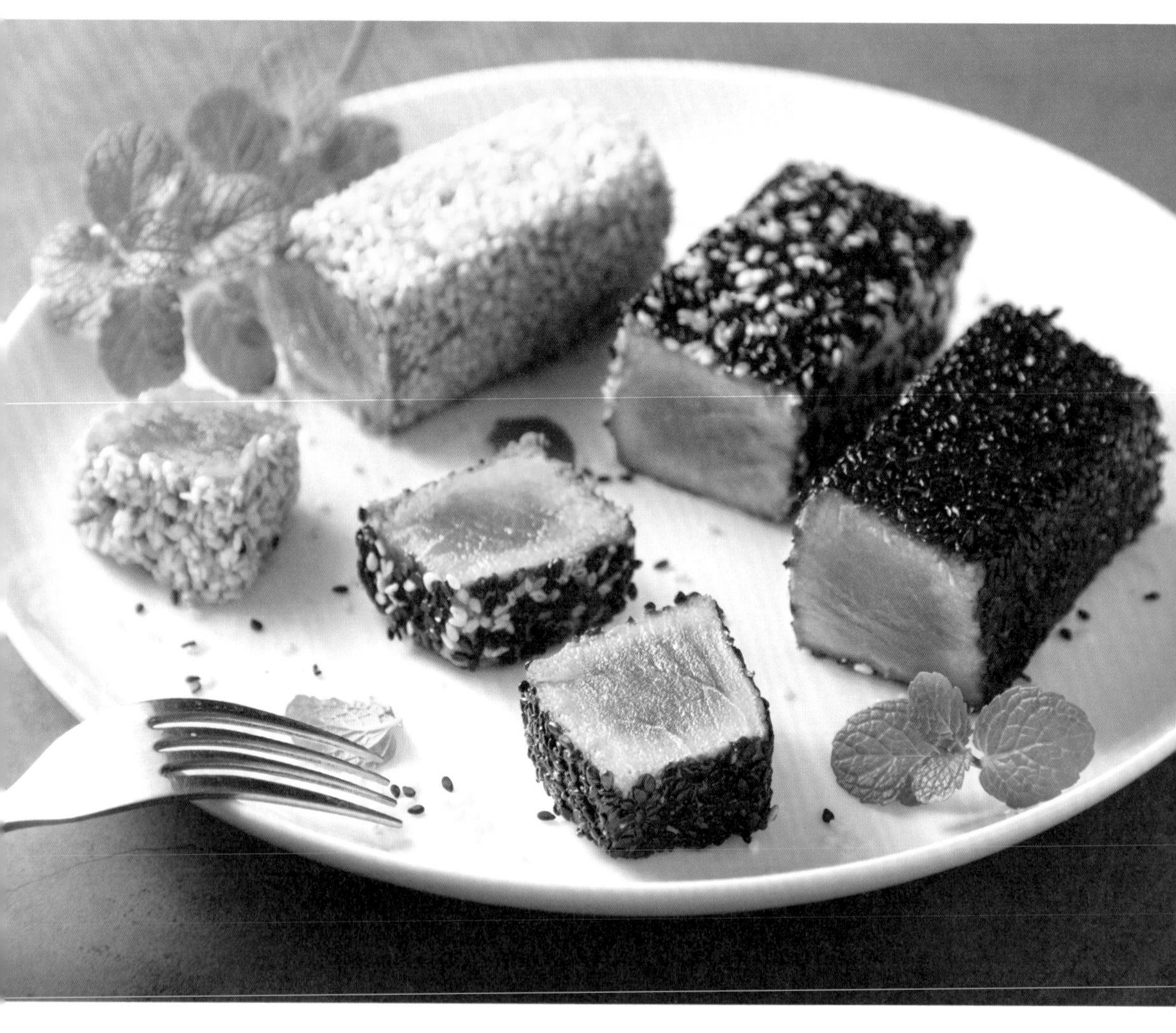

三色芝麻鮪魚

營養成分：一整份食譜

熱量
(Kcal)
700

蛋白質
(g)
90

脂肪
(g)
30

淨碳水
(g)
3

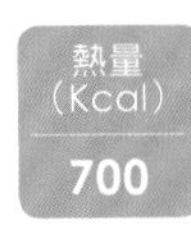

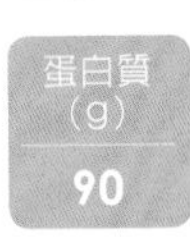

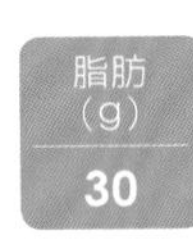

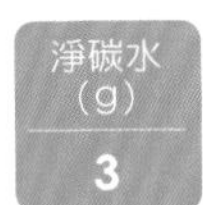

食材

黑芝麻 15g
白芝麻 15g
鮪魚 300g
橄欖油 1 大匙
海鹽適量
粗粒黑胡椒適量約 2g
粗粒白胡椒適量約 2g

作法步驟

❶ 取一容器裝黑芝麻，取另一容器裝白芝麻。
❷ 將鮪魚分別平均沾上黑芝麻或白芝麻（可以只使用一種芝麻，或者混合使用黑白芝麻）。
❸ 不沾平底鍋熱油後煎熟鮪魚，起鍋後灑上薄鹽與胡椒調味即可。

食譜亮點

＊如果使用生魚片等級的鮪魚，可以煎至5分熟後（外圈熟，中央生）切成薄片，會非常嫩口。
＊鮪魚切得越小，沾上的芝麻需要用的量就越多，攝取的油脂也越多。
＊如果想吃全熟，可切成骰子或薄片狀再沾芝麻煎。

水解酶抗性澱粉食材

自己在家就可以做水解酶抗性澱粉，非常好玩。做出來的水解酶澱粉特別香甜可口，不但如此，熱量與淨碳水並不因此而增加，經過冷藏還可以降低淨碳水約10～20%（平均數）左右。在高碳日時，不失爲是一個很好的補充碳水方式，減少身體上的負擔與心理上的擔心。每種穀物都可以依照喜歡的口感調整用水量，書中用水量煮出來的口感偏Q，吃之前再加熱即可。

所有的穀類與根莖類都可以用水解酵素的方式烹煮，米飯會晶瑩剔透、粒粒分明，根莖類則會更香、外觀也更好看。

很多人使用穀類煮飯的方法，都是把雜穀混在一起入電鍋，然後一煮好就開飯，這樣的方式我比較不常用，因爲：

1 每種穀類適合使用多少的水量煮都不一樣，我常常在外面吃到一種飯，蕎麥都煮爛了但燕麥還是很硬，白米都煮糊了，但紫米還是完整的。

每一種穀類我會分開煮，然後冷卻（變成抗性澱粉），再將它們合起來吃，有時候紅米多放一點，有時候高粱米多放一點，讓自己感受到每天都充滿變化。

2 每一種穀類的顏色都不一樣，全部加在一起煮很容易互相染色，煮好的時候就變成一鍋同色系的飯

我喜歡看到餐盤上有各式各樣的顏色與食材，這樣會讓我覺得吃得非常豐盛也非常營養，用這樣的方式吃澱粉會讓我很滿足。

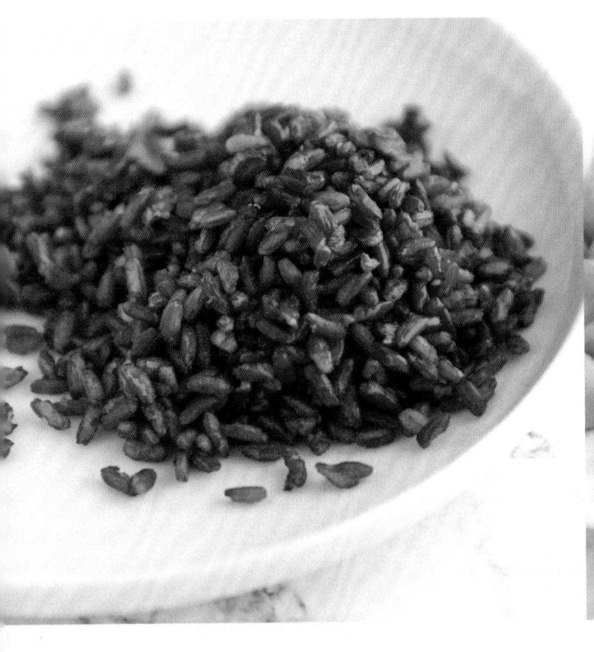

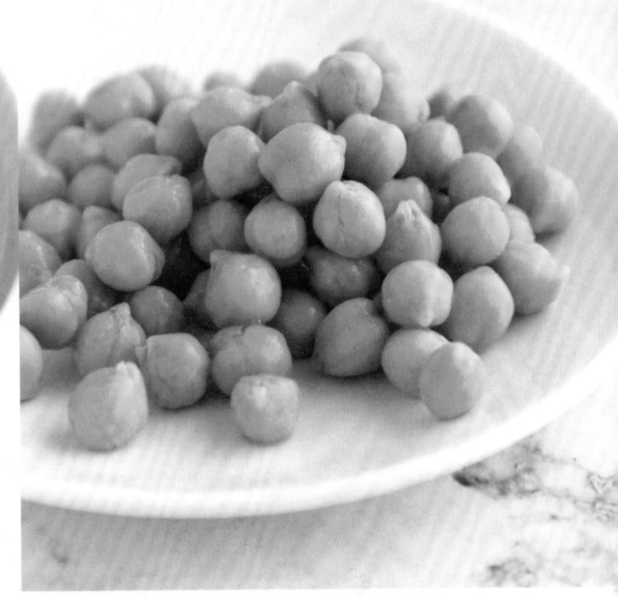

紅米

營養成分：一整份食譜

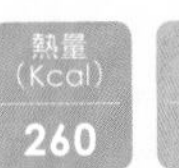

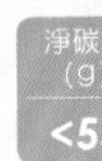
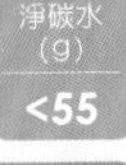

熱量 (Kcal)	蛋白質 (g)	脂肪 (g)	淨碳水 (g)
260	5	1	<55

高碳

食材

紅米 200g
清水 280CC
冰塊 120g

作法步驟

❶ 將紅米洗淨，倒掉多餘的水分。
❷ 加入清水與冰塊，使鍋內的總重量爲 600g。
❸ 電子鍋跳起來後燜 20 分鐘，拿出來放涼後密封，放入冰箱冷藏。

鷹嘴豆

營養成分：一整份食譜

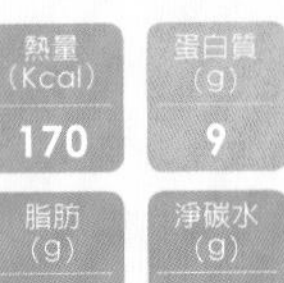

熱量 (Kcal)	蛋白質 (g)	脂肪 (g)	淨碳水 (g)
170	9	3	<20

高碳

食材

乾燥有機鷹嘴豆 80g
清水 200CC
冰塊 100g

作法步驟

❶ 將鷹嘴豆洗淨泡水 12 小時（泡水的水分不算在食譜內）。
❷ 倒掉❶多餘的水分，把鷹嘴豆倒入電子鍋內鍋中。
❸ 加入清水與冰塊，使鷹嘴豆與水的總重量爲 350g。
❹ 電子鍋跳起來後燜 10 分鐘，拿出來放涼後密封，放入冰箱冷藏。

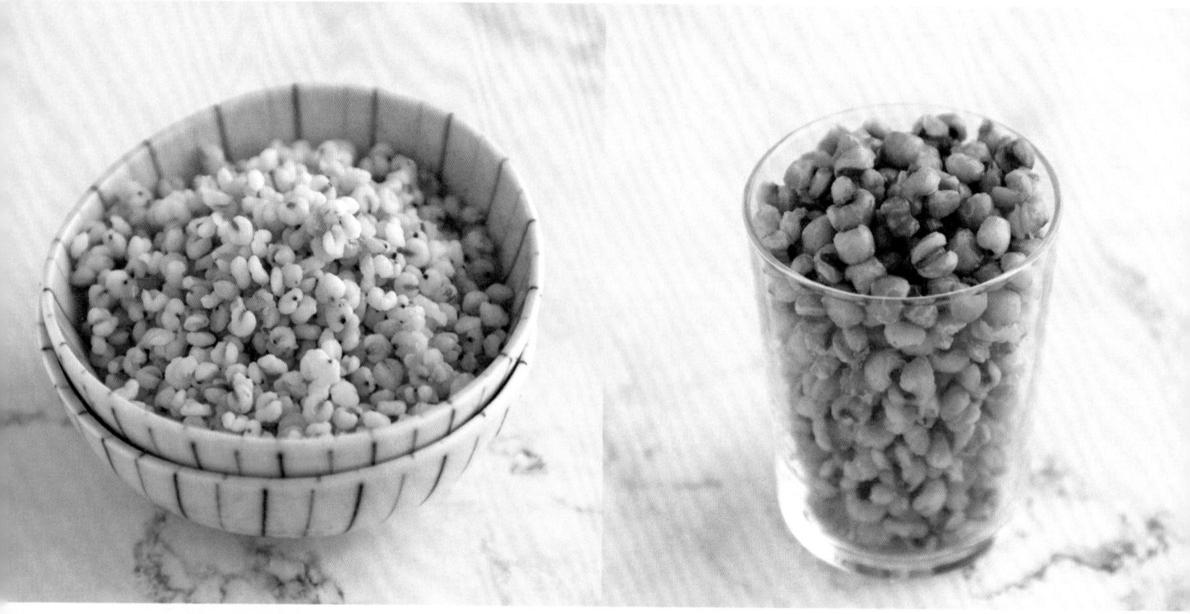

高粱米

營養成分 ：一整份食譜

熱量
(Kcal)
260

蛋白質
(g)
9

脂肪
(g)
3

淨碳水
(g)
<52

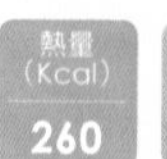

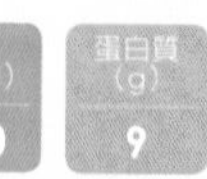

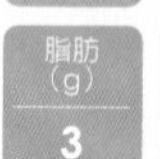

高碳

食材

生高粱米 80g
清水約 160CC
冰塊 100g

作法步驟

❶ 將高粱米洗淨泡水 12 小時（泡水的水分不算在食譜內）。

❷ 倒掉❶多餘的水分，把高粱米倒入電子鍋內鍋中。

❸ 加入清水和冰塊，使高粱米與水的總重量爲 340g。

❹ 電子鍋跳起來後燜 30 分鐘，拿出來放涼後密封，放入冰箱冷藏。

糙薏仁米

營養成分 ：一整份食譜

熱量
(Kcal)
369

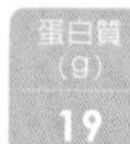

蛋白質 (g) 19

脂肪 (g) 6

淨碳水 (g) <55

高碳

食材

糙薏仁 100g
清水約 200CC
冰塊 100g

作法步驟

❶ 將糙薏仁洗淨，倒掉多餘的水分。

❷ 將❶、清水與冰塊倒入電子鍋內鍋中，使鍋內的總重量爲 400g。

❸ 電子鍋跳起來後燜 20 分鐘，拿出來放涼後密封，放入冰箱冷藏。

＊可依照自己使用的電鍋調整用水量。

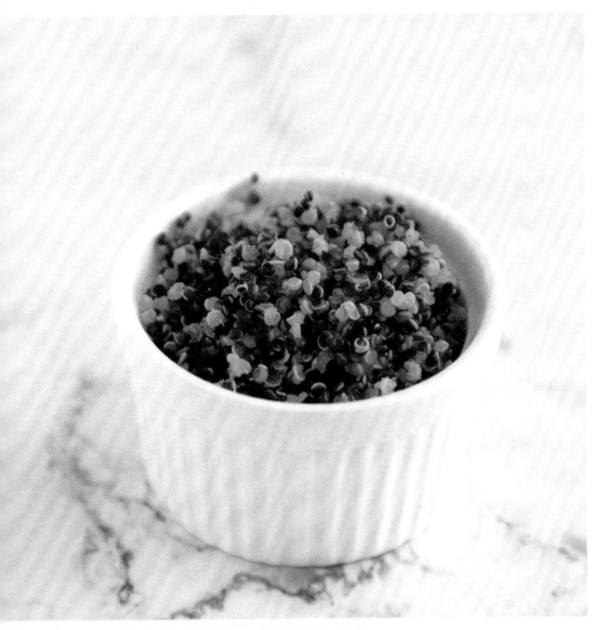

各色藜麥飯

營養成分 ：一整份食譜

熱量
(Kcal)
360

蛋白質
(g)
13

脂肪
(g)
3

淨碳水
(g)

<52

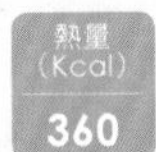

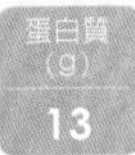

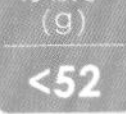

高碳

食材

藜麥 100g
清水約 200CC
冰塊 150g

作法步驟

❶ 將藜麥洗淨，倒掉多餘的水分，再與清水、冰塊一起倒入電子鍋內鍋中，使鍋內的總重量爲 450g。

❷ 電子鍋跳起來後燜 20 分鐘，拿出來放涼後密封，放入冰箱中冷藏。

＊藜麥會有苦味，要用流水多沖洗幾次再煮。

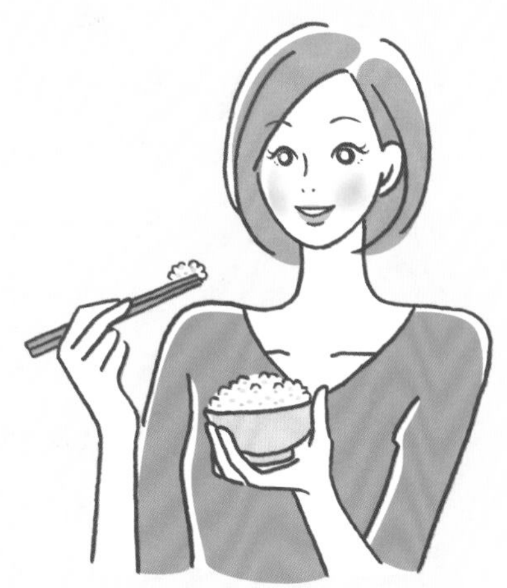

三種湯品

東方人很喜歡湯品，各式滋補食譜一應俱全，每一個會煮飯菜的人，對於煲湯都有全套拿手絕活。這裡的湯品以作法簡單扼要爲訴求，喝來夏天清爽，冬天溫暖，其中的小技巧是成功的關鍵。

蔬菜的蒂頭、皮、種子等這些平常會丟掉的部分，其實含有豐富的營養成分。高湯中溶有蔬菜的維生素與礦物質，能解決冬天惱人的肌膚乾燥等問題。植物細胞中的成分，還能幫助抗氧化，改善肌膚疲勞並預防老化。植物的營養成分經加熱後，會自細胞壁內溶解出來。

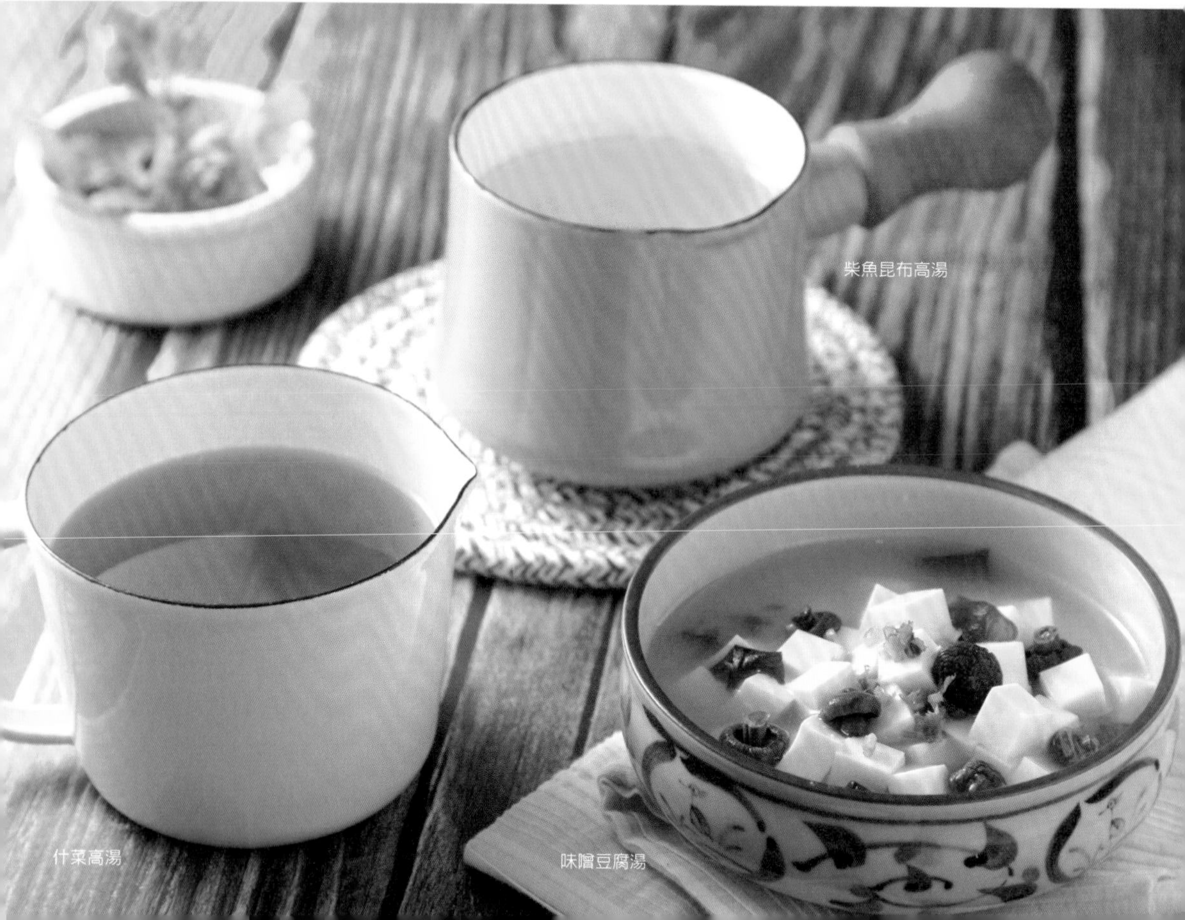

柴魚昆布高湯

什菜高湯

味噌豆腐湯

什菜高湯

營養成分：一整份食譜

熱量 (Kcal)	蛋白質 (g)	脂肪 (g)	淨碳水 (g)
100	2	1	<20

食材

胡蘿蔔皮
白蘿蔔皮
白蘆筍皮
洋蔥心
白綠花菜外皮或蒂頭
高麗菜蒂頭
大白菜蒂頭
蘋果心
過濾水 1800CC
海鹽適量

作法步驟

❶ 所有蔬菜或瓜果的蒂頭、皮等這些會丟掉的部分約使用 400g，比例依照手上現有材料即可。
❷ 用大火燉煮 10 分鐘，關火靜置 15 分鐘，再用大火燉煮 10 分鐘，再關火靜置 15 分鐘，重複 2-3 次之後關火靜置即可。
❸ 將菜渣過濾掉，以海鹽調味即可（這時的湯頭約剩 1000CC 左右）。

＊蔬菜的細胞會因為加熱與冷卻的反覆交替而釋放出養分與鮮味，這樣的湯頭非常鮮甜。做的量大一些，密封裝好冷凍可放一個月，隨時用隨時有，非常方便。
＊牛蒡、椒類、苦瓜、蓮藕等久煮會苦的蔬菜不適合使用。
＊茄子、絲瓜這種煮了容易軟爛的蔬菜，會使湯頭不清爽也不適合使用。
＊玉米皮、竹筍皮也很適合，但需要洗淨再煮。

柴魚昆布高湯

營養成分：一整份食譜

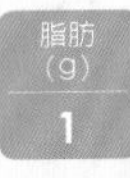
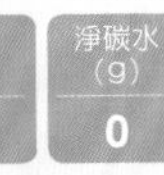

熱量 (Kcal)	蛋白質 (g)	脂肪 (g)	淨碳水 (g)
65	12	1	0

食材

昆布 10g
清水 1000CC
柴魚 15g
海鹽適量

作法步驟

❶ 將昆布浸入水中 30 分鐘。
❷ 用小火煮 10 分鐘，之後再開大火，煮滾後撈起昆布並關火。
❸ 倒入柴魚，用中火煮滾，煮滾就關火。
❹ 靜置 5 分鐘後，用濾網將殘渣濾掉，再用海鹽調味即可。

＊柴魚久煮會有腥味，煮滾就要馬上關火靜置，再進行過濾。一樣可以做大量後密封裝好，冷凍可放一個月，隨時用隨時就有。

味噌豆腐湯

營養成分：一整份食譜（不含高湯）

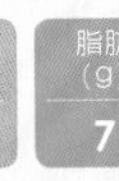
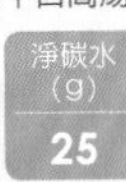

熱量 (Kcal)	蛋白質 (g)	脂肪 (g)	淨碳水 (g)
260	20	7	25

食材

白蘿蔔 110g（去皮切薄片）
什菜高湯或昆布柴魚高湯 1000CC（可用清水）
柳松菇 1 包（洗淨切段）
味噌 45g
海帶芽 5g（泡冷水 5 分鐘，取出擠乾水分）
嫩豆腐 1/2 盒洗淨切小塊

作法步驟

❶ 將日式高湯與白蘿蔔片放入鍋中，用小火煮開。
❷ 煮開後加入柳松菇繼續煮。
❸ 確定白蘿蔔和柳松菇已經煮軟後關火。
❹ 將味噌裝在碗中，約取 60CC 鍋內的湯將味噌調稀，再倒回鍋中。
❺ 放入嫩豆腐，開小火煮到鍋邊冒泡泡，最後加入海帶芽即可起鍋。

＊味噌、嫩豆腐和海帶芽要避免用大火熬煮，整鍋的味道會因為大火直燒而走樣，味噌本身風味就很好，如果不夠鹹在❺再加鹽。
＊如果想要加鮭魚或其他葷食入湯，可以在白蘿蔔與柳松菇煮好的時候加。

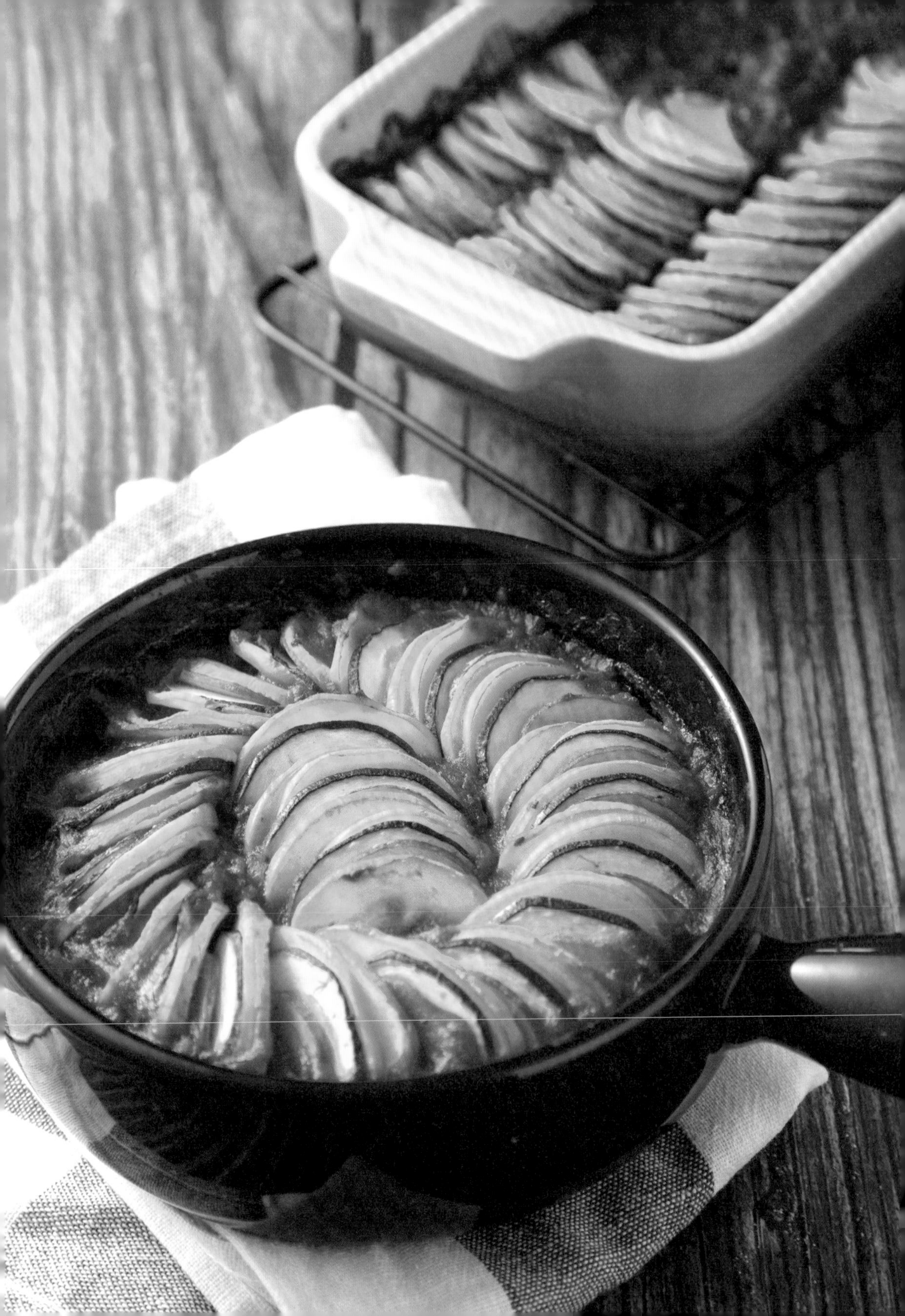

普羅旺斯焗烤

營養成分：一整份食譜

熱量
（Kcal）
440

蛋白質
（g）
15

脂肪
（g）
20

淨碳水
（g）
45

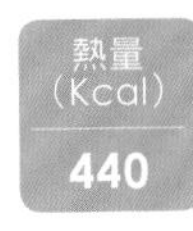

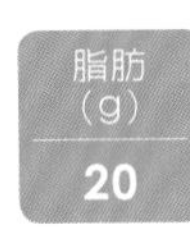

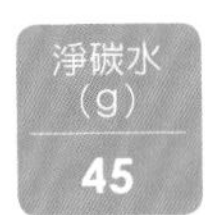

食材

番茄糊 200g
橄欖油 1 大匙
馬鈴薯約 100g（洗淨去皮，切成小於 2mm 薄片）
胡蘿蔔約 100g（洗淨去皮，切成小於 2mm 薄片）
綠櫛瓜約 200g（洗淨，切成 2mm 薄片）
黃櫛瓜約 200g（洗淨，切成 2mm 薄片）
鹽適量
白胡椒粉適量
巴西里適量

作法步驟

❶ 將番茄糊倒入烤盅內舖滿備用。
❷ 平底鍋熱油，將馬鈴薯與胡蘿蔔煎至半熟。
❸ 依照次序排列綠櫛瓜、黃櫛瓜、馬鈴薯與胡蘿蔔，由外圍開始放，最後在中央結束。
❹ 撒上鹽、白胡椒與巴西里。
❺ 烤箱預熱 180℃（上下火都開）烤 15 分鐘，蓋上鋁箔紙再烤 10 分鐘即可。

食譜亮點

＊切片的厚度要平均才會好吃，可以用切片器調整厚度來切。
＊切片越厚，就需要烤越久。
＊減少馬鈴薯與胡蘿蔔，增加櫛瓜的用量，可以減低淨碳水量。

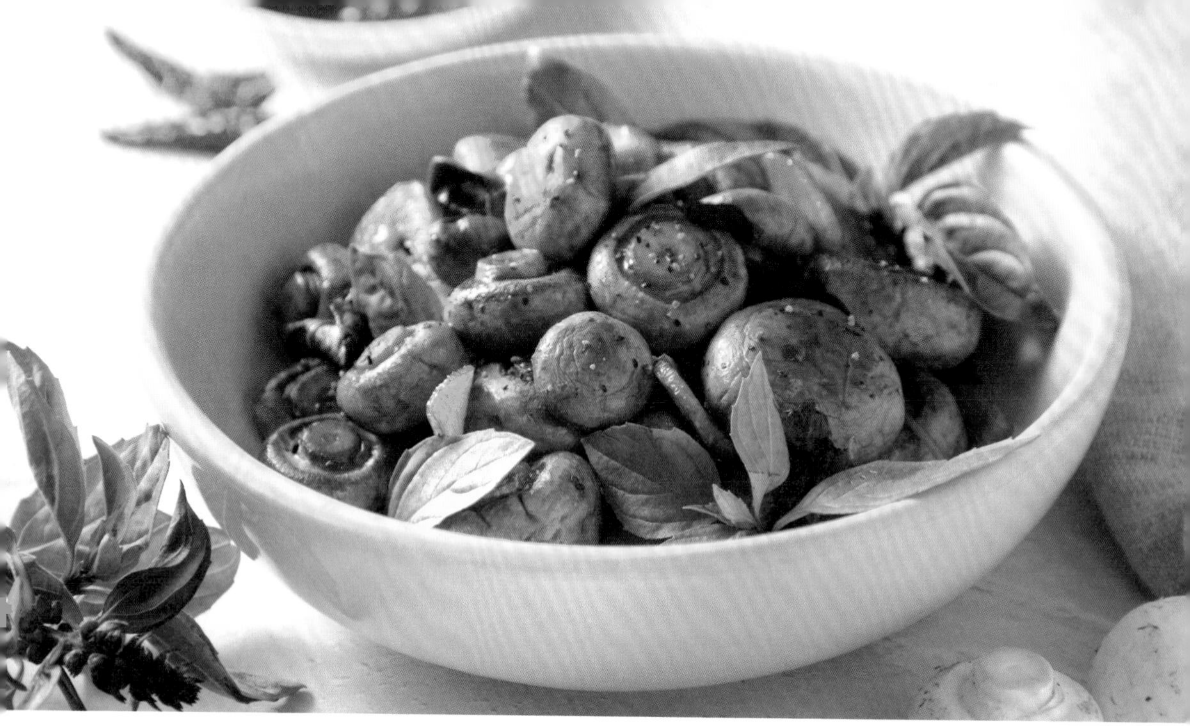

塔香蘑菇

營養成分：一整份食譜

熱量
(Kcal)
440

蛋白質
(g)
8

脂肪
(g)
38

淨碳水
(g)
15

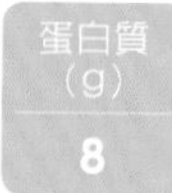

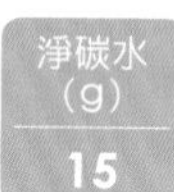

食材

蘑菇 200g（用紙巾擦乾淨去蒂頭）
橄欖油 2 大匙
大蒜 2 瓣（切片）
醬油 15CC
九層塔適量

作法步驟

❶ 蘑菇放入不沾平底鍋中，乾炒到出水後再煸乾。
❷ 不沾鍋熱油，爆香蒜片後加入❶拌炒均勻。
❸ 最後加入醬油，起鍋前加上九層塔稍微拌炒即可。

食譜亮點

＊蘑菇炒乾後，口感更佳。

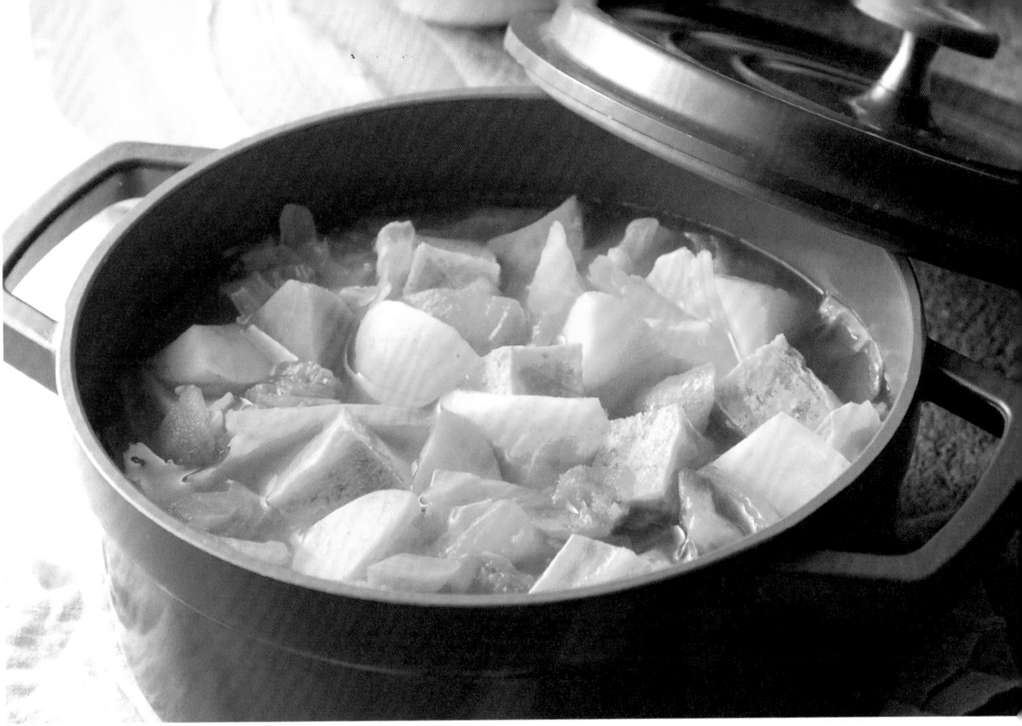

祖傳私房彩虹燉菜

營養成分：一整份食譜

熱量
(Kcal)
950
蛋白質
(g)
48

脂肪
(g)
52

淨碳水
(g)
70

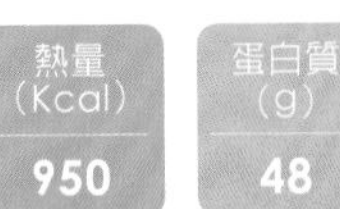

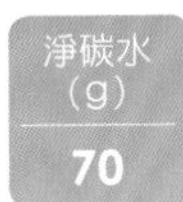

食材

牛番茄 1 顆約 120g
黑柿番茄 2 顆約 240g
橄欖油 30CC
洋蔥 100g（切丁）
高麗菜約 400g（洗淨撕成小塊）
胡蘿蔔約 100g（去皮切塊）
凍豆腐 1 盒約 260g
馬鈴薯 1 顆約 200g（去皮切塊）

作法步驟

❶ 牛番茄與黑柿番茄畫上十字，放入滾水中煮 3 分鐘，取出泡冷水後去皮，再去蒂切小塊。
❷ 炒鍋熱油後放入❶的番茄與洋蔥，炒成番茄糊。
❸ 放入高麗菜、胡蘿蔔、凍豆腐拌炒後，加水淹過所有的食材，開大火煮開後，蓋上鍋蓋用小火慢燉 30 分鐘。
❹ 放入馬鈴薯後，繼續蓋上鍋蓋燉煮 15 分鐘，關火燜 30 分鐘即可。

食譜亮點

＊番茄糊是美味的關鍵。
＊如果不希望太油，可以將油減量；想減少淨碳水，則可以減少馬鈴薯的分量。

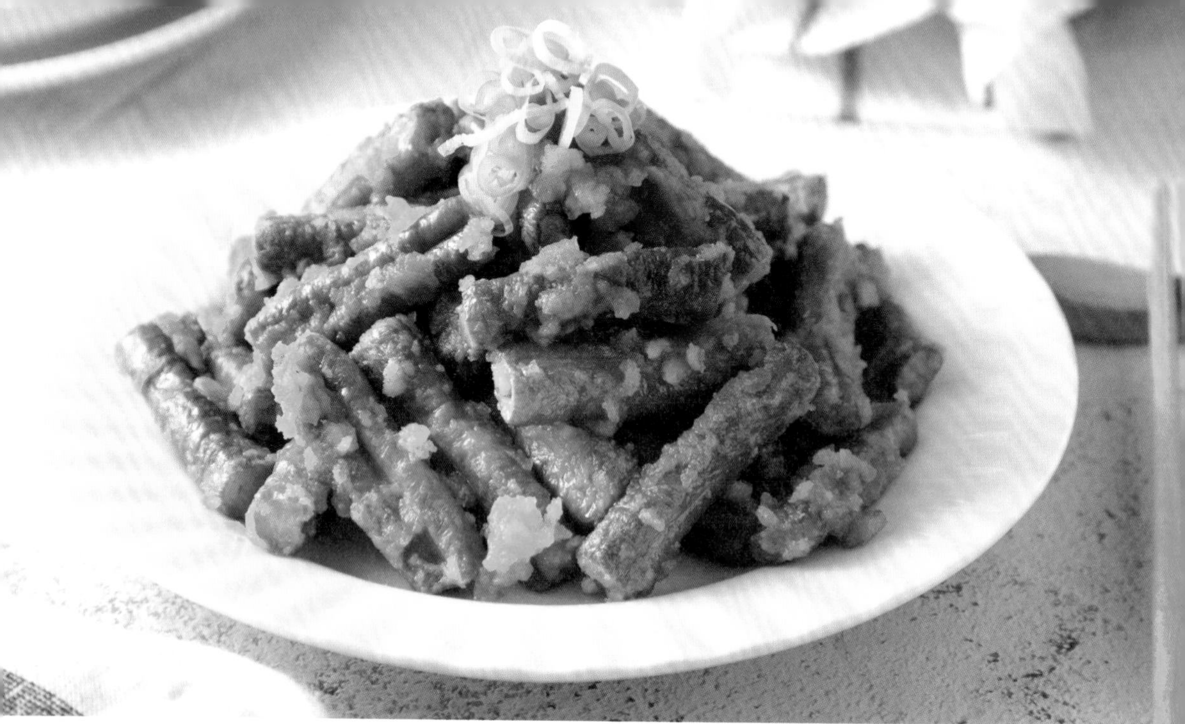

金沙菜豆

營養成分：一整份食譜

熱量（Kcal）	蛋白質（g）	脂肪（g）	淨碳水（g）
700	20	57	10

食材

熟鹹蛋蛋黃 4 顆約 100g
橄欖油 2 大匙
蒜瓣 2 瓣（切碎）
菜豆 300g（洗淨切段）

作法步驟

❶ 鹹蛋黃在碗裡壓碎備用。
❷ 炒鍋熱 1 大匙的油爆香蒜末，再加入菜豆炒軟盛出備用。
❸ 同鍋加入 1 大匙油，加入❶炒至起泡。
❹ 再加入❷拌炒均勻，即可起鍋。

食譜亮點

＊選擇各種豆莢類或豆類，都很好吃。

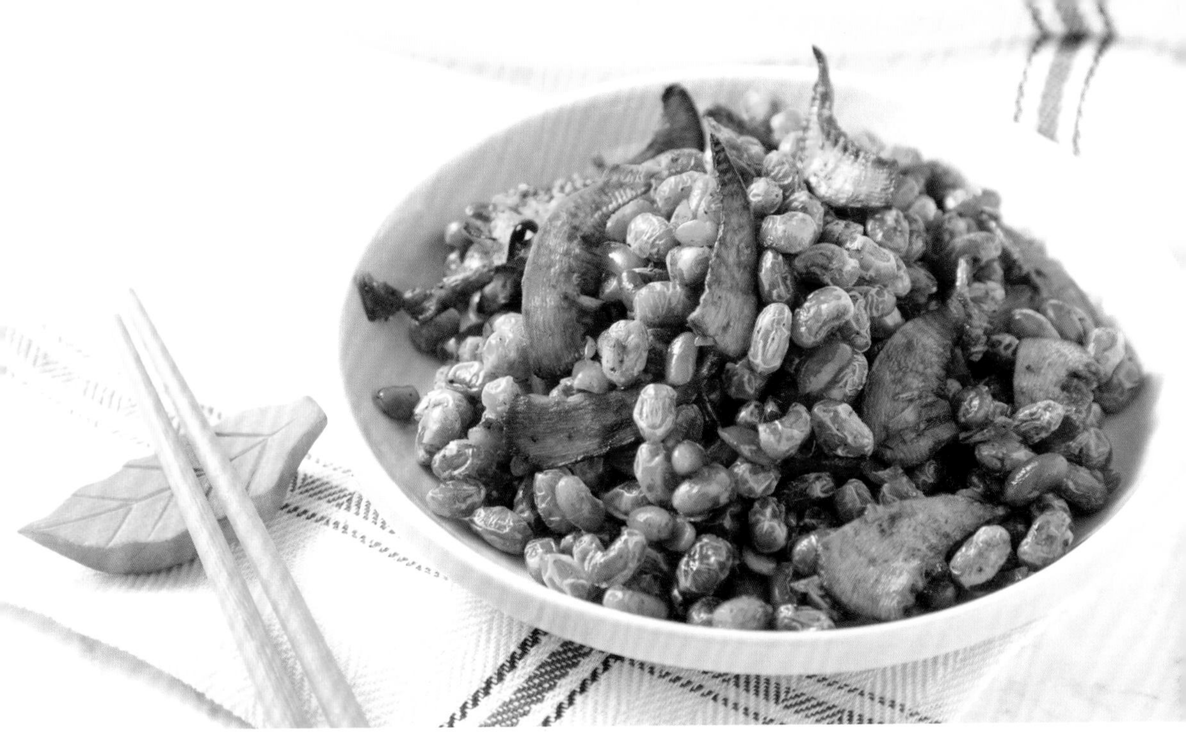

冬筍豆

營養成分：一整份食譜

熱量
(Kcal)
660

蛋白質
(g)
32

脂肪
(g)
47

淨碳水
(g)
22

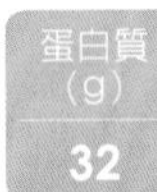

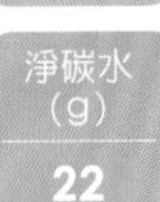

食材

冬筍 2 支（也可以用茭白筍或綠竹筍，去皮切片）
乾燥有機黃豆 85g
清水 260CC
醬油 1 又 1/2 大匙
橄欖油 2 大匙
花椒適量
赤藻糖醇適量

作法步驟

❶ 乾燥有機黃豆洗淨泡水 24 小時（泡水的水分不算在食譜內）。
❷ 倒掉❶多餘的水分，把黃豆倒入電子鍋內鍋中，加入清水，等跳起來後燜 30 分鐘取出。
❸ 油鍋熱油，將冬筍炒軟，與❷、醬油、花椒、赤藻糖醇一起拌炒至收汁，取出花椒。
❹ 烤箱預熱 120℃，烘烤 60 分鐘即可（請顧爐並適時翻動）。

食譜亮點

＊黃豆一定要煮到用手捏就軟爛的程度。
＊如果喜歡稍微更有口感的筍豆，可以自己延長烘烤時間，也可以使用食物烘乾機製作，是很好滿足咀嚼的零食小點。

維生素能量飲食譜 Infused Water

水果富含多種維生素，但往往因爲水果的甜度太高，所以常常在生酮、減醣飲食的範疇裡缺席。少吃水果雖然可以有效控制醣分的攝取，但同時也減少了維生素的攝取量，相當可惜。

水果中所含的維生素多半爲水溶性維生素，意思是水果中的維生素，經過靜置浸泡，水溶性維生素可以被水溶解出來，喝這樣的水，是一種非常聰明的吃水果的方式，不會像喝果汁一樣喝下大量的糖分。

所有的蔬果飲都是低碳，可以安心飲用。

在製作聰明水果飲的時候，還可以加上蔬菜與草本植物做搭配。靜置過程中需要保持在低溫的狀態，這樣可以維持蔬果的新鮮度。可以邊喝邊加水或冰塊，無須等喝完再回沖，會有最持久的風味。

如何在水果飲品上落實碳水循環？

- 請選擇質量好的水果蔬菜，確實用流水洗淨擦乾。
- 攝取任何水分都不宜牛飲，可以一口一口細細品嘗水果飲的甜美。
- 不建議添加天然代糖。
- 水分本身就是身體排除廢物的最佳幫手，更何況多加了多彩的水果、生氣盎然的蔬菜、新鮮的香料。沒有任何繁瑣的工序步驟，省時省力省錢，所有人都值得一試。

在開始之前

- 容器選擇可以封口的寬口杯子或瓶子，避免冷藏室中的味道交叉汙染。
- 使用冷泡茶泡製水果飲也非常美好。
- 回沖時使用氣泡水也相當適合。
- 藍莓類的漿果可以對切，以便縮短出味的浸泡時間。
- 水果切薄一點或小一點，可以縮短浸泡時間。
- 台灣是水果王國，可以嘗試泡泡看各種口味。
- 香蕉、木瓜、榴槤和釋迦等不適合做水果飲。
- 非必要不可時，再酌量增加赤藻糖醇。
- 浸泡時間的長短取決於自己想要喝的濃度，泡越久口味越重。
- 回沖次數依照個人喜好，味道太淡不如喝飲用水即可。
- 請冷藏保存，24小時內飲用完畢。

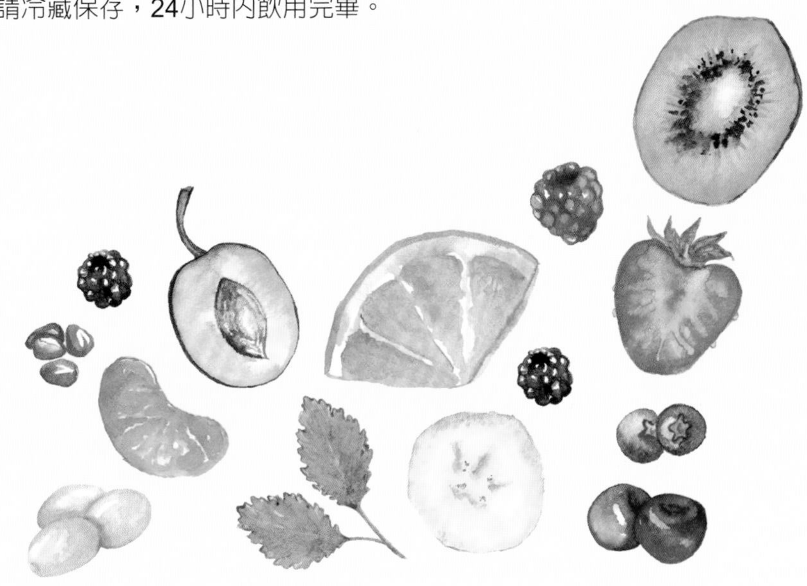

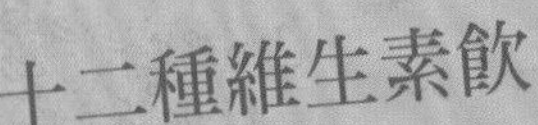

十二種維生素飲

將所有的食材都放在容器裡，攪拌均勻、蓋上蓋子後，放入冷藏室中靜置2小時，即可飲用。

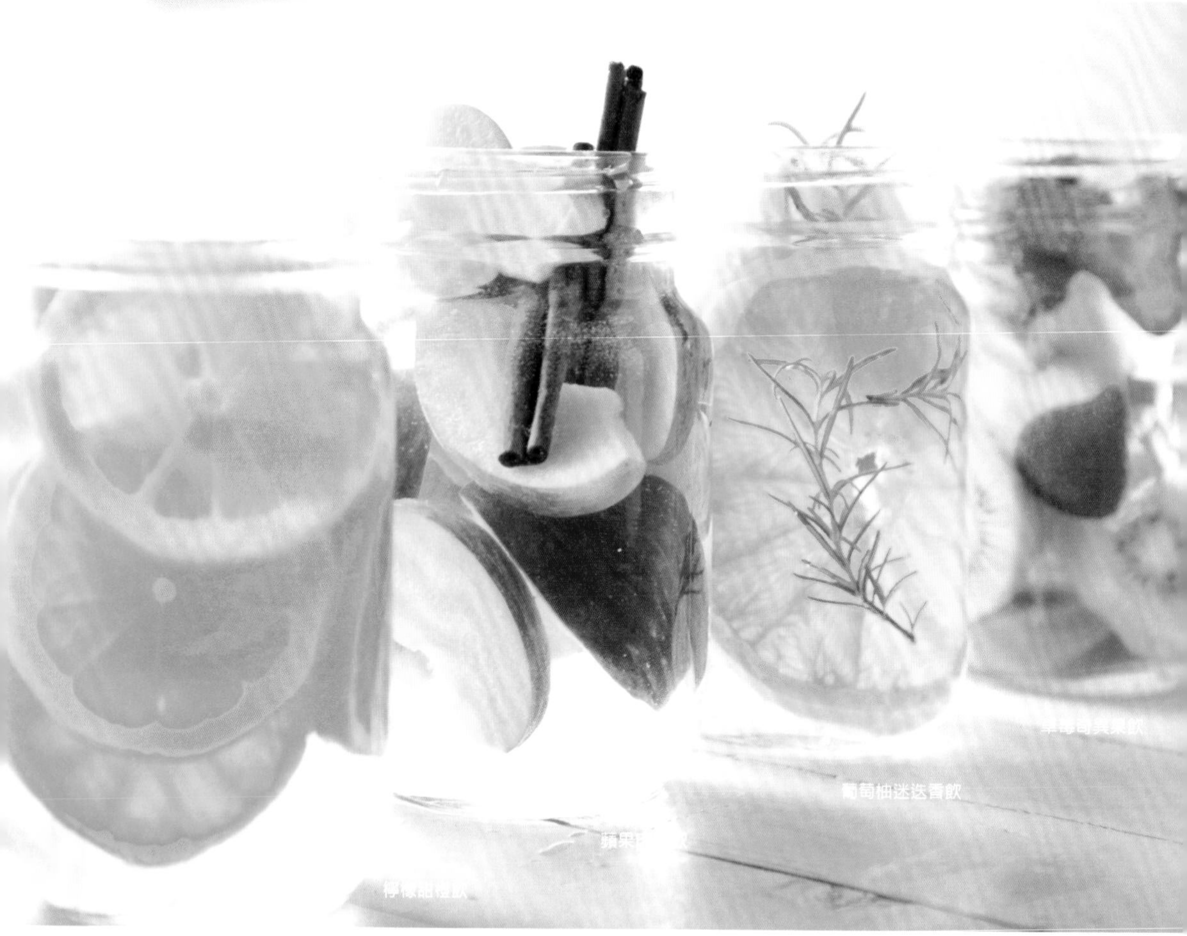

草莓奇異果飲

葡萄柚迷迭香飲

檸檬甜橙飲

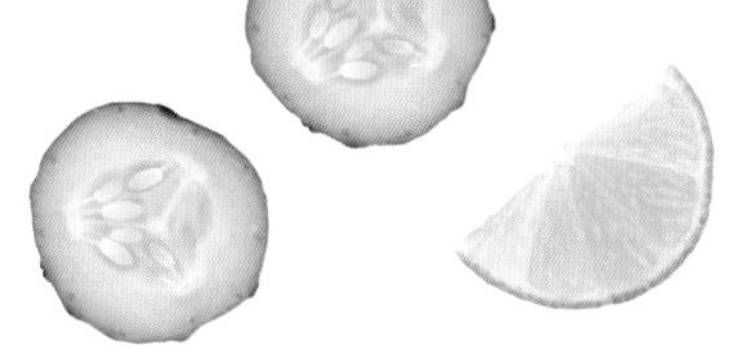

檸檬小黃瓜薄荷飲

食材

檸檬 1/2 顆（切薄片）
小黃瓜半根（切薄片）
新鮮薄荷葉 3 片（洗淨）
飲用水 800CC
冰塊 200g

草莓生薑飲

食材

草莓 100g（切片）
生薑 10g（切薄片）
飲用水 600CC
冰塊 400g

檸檬甜橙飲

食材

檸檬 1/2 顆（切薄片）
甜橙 1 顆（切薄片）
飲用水 600CC
冰塊 400g

黑醋栗奇異飲

食材

冷凍黑醋栗 100g
奇異果 1 顆（去皮切丁）
飲用水 600CC
冰塊 400g

水梨甜桃飲

食材

水梨 1/2 顆（去皮切丁）
甜桃 1 顆（去籽切丁）
飲用水 600CC
冰塊 400g

草莓奇異飲

食材

草莓 100g（切片）
奇異果 1 顆（去皮切片）
飲用水 600CC
冰塊 400g

鳳梨薑黃白胡椒飲

食材

去皮鳳梨肉 200g（切片）
薑黃粉適量
無調味粗粒白胡椒粉適量
飲用水 600CC
冰塊 400g

蘋果檸檬大黃瓜飲

食材

小蘋果 1 顆（切薄片）
檸檬 1/2 顆（切薄片）
大黃瓜適量
飲用水 600CC
冰塊 400g

蘋果肉桂飲

食材

小蘋果 1 又 1/2 顆（切薄片）
肉桂棒 3 支
飲用水 600CC
冰塊 400g

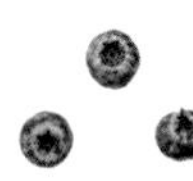
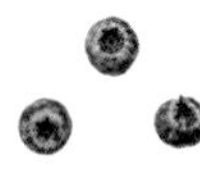

萊姆藍莓飲

食材

檸檬 1/2 顆（切薄片）
藍莓 150g（對切）
飲用水 600CC
冰塊 400g

葡萄柚迷迭香飲

食材

葡萄柚 1/2 顆（切薄片，不用去皮）
新鮮迷迭香適量
飲用水 600CC
冰塊 400g

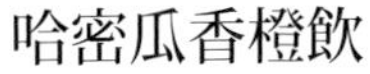

哈密瓜香橙飲

食材

哈密瓜 150g（去皮切塊）
甜橙 1 顆（切薄片）
飲用水 600CC
冰塊 400g

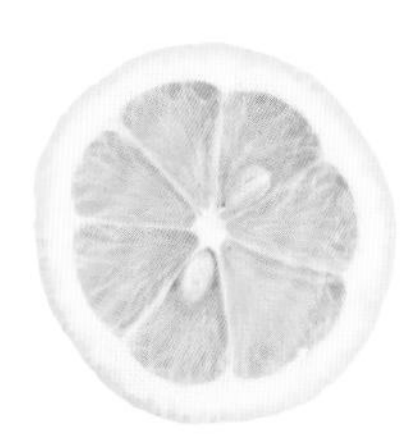
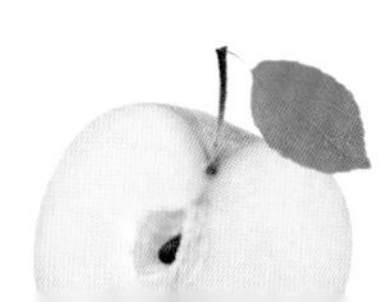

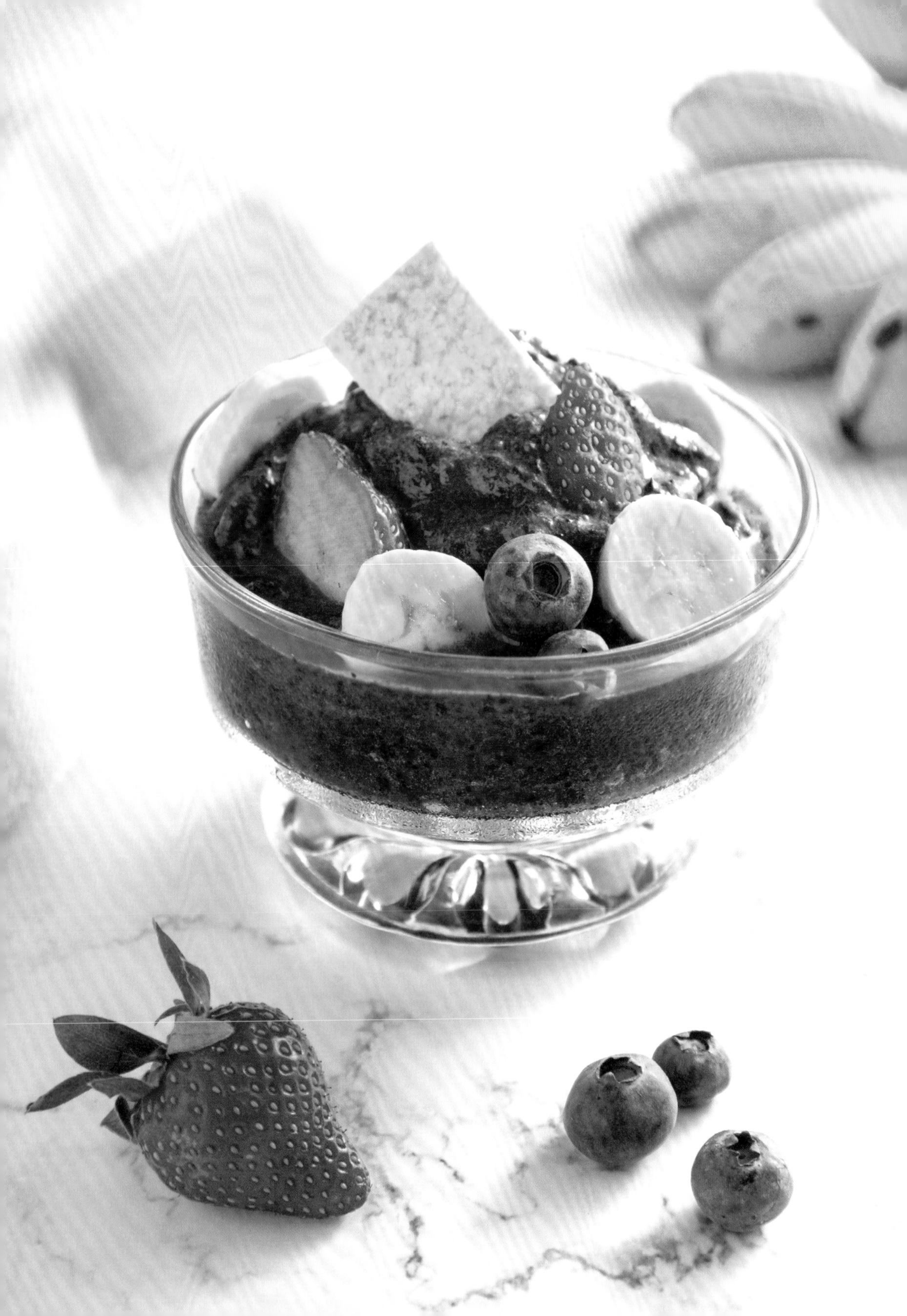

莓果冰沙

營養成分：一整份食譜

熱量
(Kcal)
370

蛋白質
(g)
5

脂肪
(g)
2

淨碳水
(g)
70

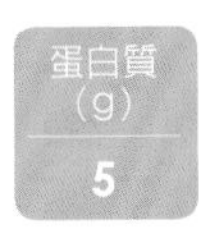

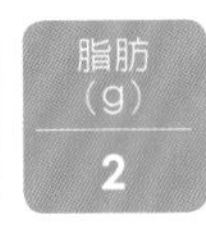

製作時間 **10分鐘**

食材

冷凍香蕉 120g
冷凍草莓 60g
赤藻糖醇 3 大匙
自製香草精適量
冷凍藍莓 360g

作法步驟

❶ 將冷凍香蕉、冷凍草莓、赤藻糖醇和自製香草精加入高速調理機中打成泥。

❷ 冷凍藍莓分批放入，直到全部打成冰沙為止。

食譜亮點

＊可以自由調整蛋白質、油脂與碳水的攝取比例：

- 加入任何堅果醬，可提高蛋白質攝食比例
- 加酸奶油，提高好油的攝食比例
- 加冷凍香蕉，增加碳水攝食比例

＊堅果醬和酸奶油添加得越多，則越不容易融化，口感非常接近霜淇淋。

無奶飲品食譜
Homemade Non Diary Drinks

只需要 3 分鐘，就可以做出各式各樣的純植物溫補飲品，零過敏很安心，恆常溫暖的守候著全家人。

在大自然中，除了熟知的黃豆與黑豆可以製成豆漿之外，各式種子類與堅果類也可以做成無奶純素飲料，特別適合孩子與長輩飲用，既簡單又營養，忙碌奔波之餘，依然可以照顧到一家大小的健康。

這種飲料滑順爽口，營養不膩，充滿著原食材的清甜，含有滿滿的三大營養素，無論是作爲一起床振奮精神的第一餐、還是下午茶補充體力蓄勢待發、或忙了一整天的安神滋補一夜好眠的飲品，隨時都可以來上一小杯，冰熱皆宜。

所有無奶飲品系列，除了單一口味之外，更可以混搭。

在每週二的重訓前後，我喜歡來一杯雜穀漿加榛果奶，多攝取一些好碳水；低潮期來塊低醣蛋糕給自己打氣，濃濃的松子奶加義士濃縮咖啡，絕妙的香醇濃郁。

不餓又有點嘴饞時，我喜歡亞麻仁籽奶加沙炒花生奶，彷彿喝到一杯古早味香濃米漿。

月事來潮，我喜歡打散一個雞蛋，再沖入滾燙的三分鐘豆漿，非常滋養美味。

如何在植物奶飲品上落實碳水循環？

- 飲品的方便性在於能夠自己增減攝取的蛋白質與油脂含量。也可以加入適量的碳水飲品（食譜會標註高碳），就是一杯最適的營養補充品。
- 高碳植物飲使用煮熟再冷藏的方式，能使食材產生部分的抗性澱粉，攝食後血糖上下起伏會相較平穩。但因為每個人對於抗性澱粉的耐受度不同，如果本身有慢性疾病，還是需要詢問專科醫師；若是本身處於健康的狀態下希望增加腸道的益生菌，可以嘗試找出自己適合也喜歡的攝食量與口味。
- 喜歡喝燙口的飲品，可以隔水加熱（蓋上鍋蓋），水燒開後再等 5 分鐘關火，燜10分鐘就會有一杯熱騰騰的飲品（加熱一杯分量）。
- 所有的自製奶品都無法久放，冷藏兩天就會開始變味，建議每次做這一兩天要喝的量就好。
- 如果真的只有在週末才有時間自己親手做，分幾次打好一週的攝食量，放入冷凍可以保存一週以上，喝之前取出化冰回溫，再隔水（蓋上鍋蓋）加熱即可。

在開始之前

- 使用高速食物調理機，會是最好的工具，如果使用一般果汁機則需要增加攪打時間。
- 攪打至沒有顆粒狀，再使用120目錦綸材質過濾（用手擠），即可方便製作。
- 每一種食材都有自己的特性與質地，遵照食譜的方式，會呈現最佳的口感與口味，自行調味，鹹甜皆宜，妙不可言。
- 一次攪打的分量太多，會不容易打出奶品的質地與口感。每個食譜都有實作建議，依照食譜就容易成功。

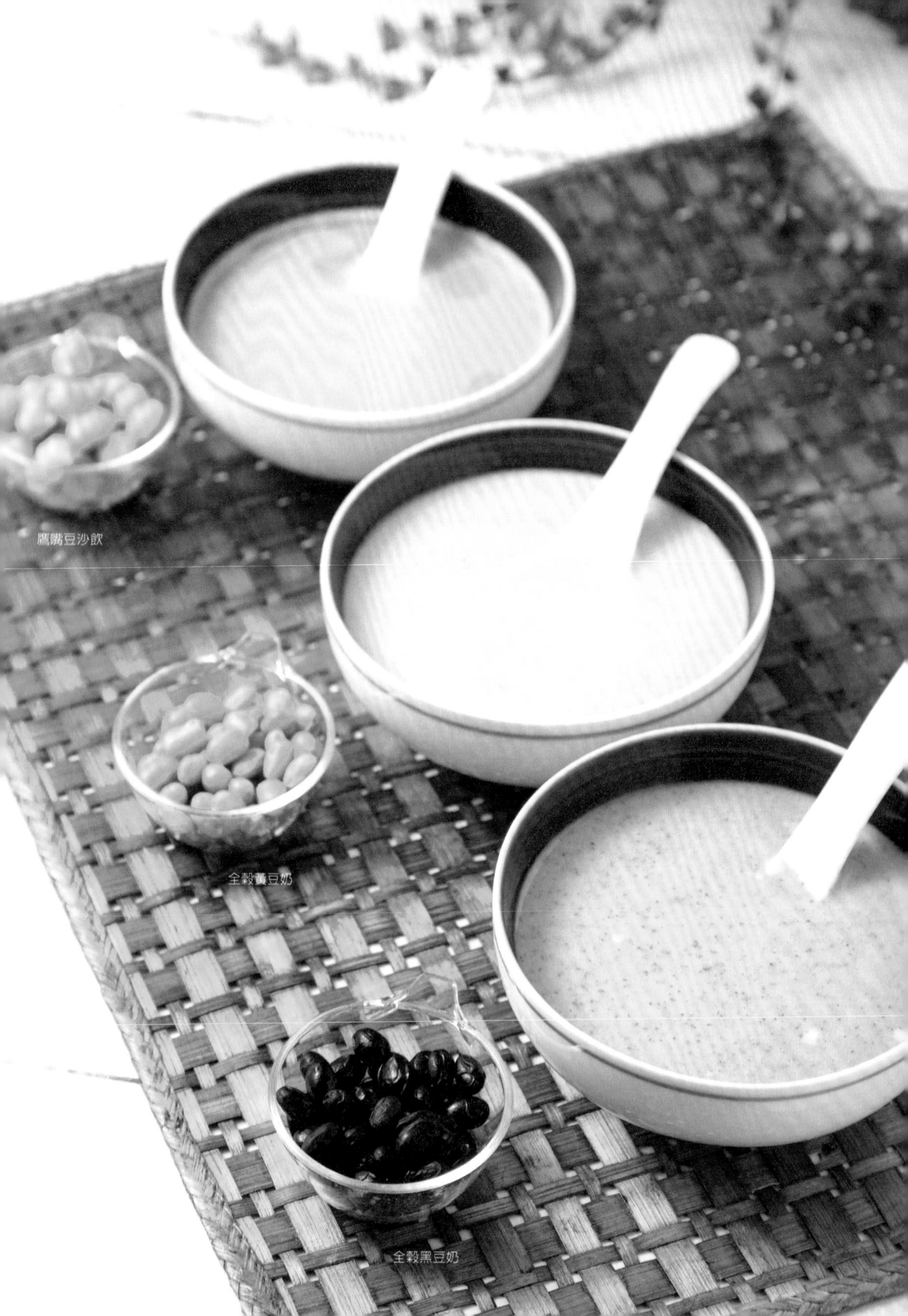
鷹嘴豆沙飲
全穀黃豆奶
全穀黑豆奶

營養成分：一整份食譜

鷹嘴豆沙飲

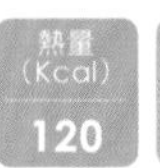

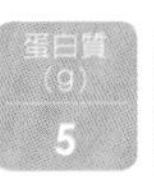

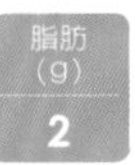

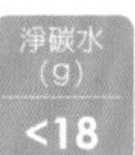

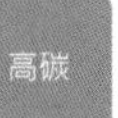

食材

蒸熟鷹嘴豆 100g
溫開水 200CC
赤藻糖醇 1 又 1/2 大匙

營養成分：一整份食譜

全穀黃豆奶

熱量
(Kcal)
95

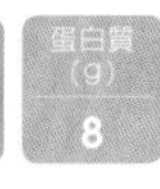

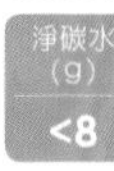

食材

蒸熟黃豆 100g
溫開水 300CC
赤藻糖醇 1 又 1/2 大匙

營養成分：一整份食譜

全穀黑豆奶

熱量 (Kcal)	蛋白質 (g)	脂肪 (g)	淨碳水 (g)
130	8	2	<20

食材

蒸熟黑豆 100g
溫開水 300CC
赤藻糖醇 1 又 1/2 大匙

作法步驟

❶ 將材料與水一起加到高速調理機中。
❷ 加入赤藻糖醇。
❸ 攪打到完全沒有顆粒成漿爲止，無須過濾。

＊自製全穀豆奶可以吃到完整的營養與膳食纖維，自2019年起，全穀豆奶成了飲料市場的新寵。

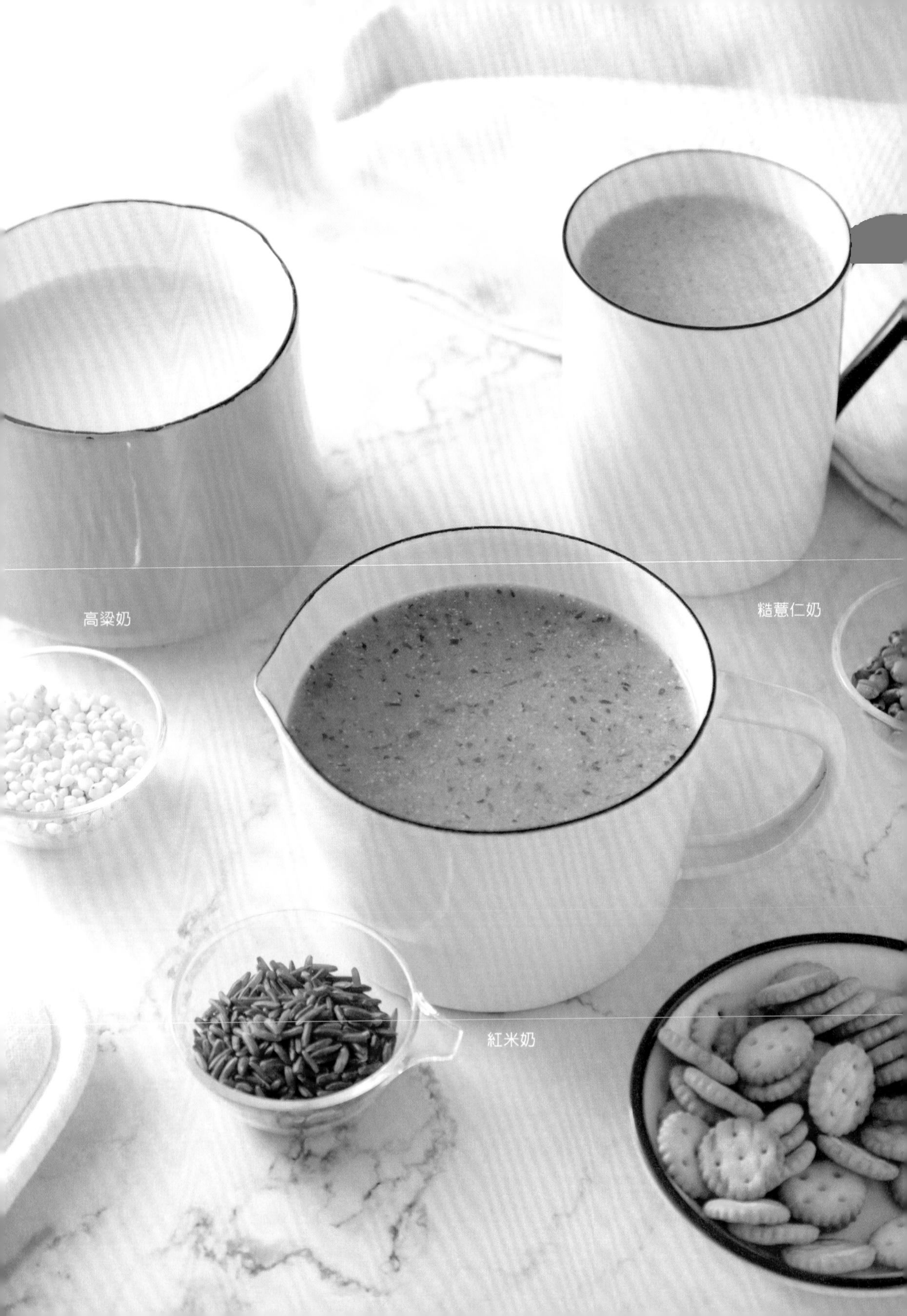
高粱奶
糙薏仁奶
紅米奶

紅米奶

營養成分：一整份食譜

熱量 (Kcal)	蛋白質 (g)	脂肪 (g)	淨碳水 (g)	高碳
130	3	0.5	<28	

食材

抗性澱粉紅米飯 50g
溫開水適量
赤藻糖醇 15g

製作時間 5分鐘
浸泡時間 12小時

高粱奶

營養成分：一整份食譜

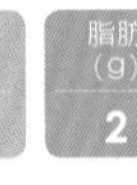

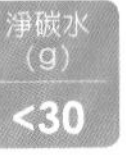
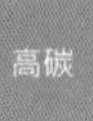

熱量 (Kcal)	蛋白質 (g)	脂肪 (g)	淨碳水 (g)	高碳
170	5	2	<30	

食材

抗性澱粉熟高粱 80g
溫開水適量
赤藻糖醇 15g

製作時間 5分鐘
浸泡時間 12小時

糙薏仁奶

營養成分：一整份食譜

熱量 (Kcal)	蛋白質 (g)	脂肪 (g)	淨碳水 (g)	高碳
185	7	1	<35	

食材

抗性澱粉熟糙薏仁 60g
溫開水適量
赤藻糖醇 15g

製作時間 5分鐘
浸泡時間 12小時

作法步驟

❶ 取小鍋裝入主食材。
❷ 加入室溫飲用水，水量至少要淹過材料（大約 500CC）。
❸ 開火煮開後轉小火煮 30 分鐘（總重量約 350g，如果水分過少請加水）。
❹ 放涼浸泡如食譜所示的時間（夏天請放冰箱冷藏浸泡）。
❺ 浸泡好的材料放入高速調理機中，加入赤藻糖醇。
❻ 開高速攪打，直到看不到顆粒成漿，無須過濾即可享用。

＊所有的穀類都可以用相同的方法做成奶品，燕麥奶、蕎麥奶、黑米奶也都營養好喝。
＊可以使用電子鍋煮稀飯模式，煮好後放涼，再從❺開始做，更加方便。

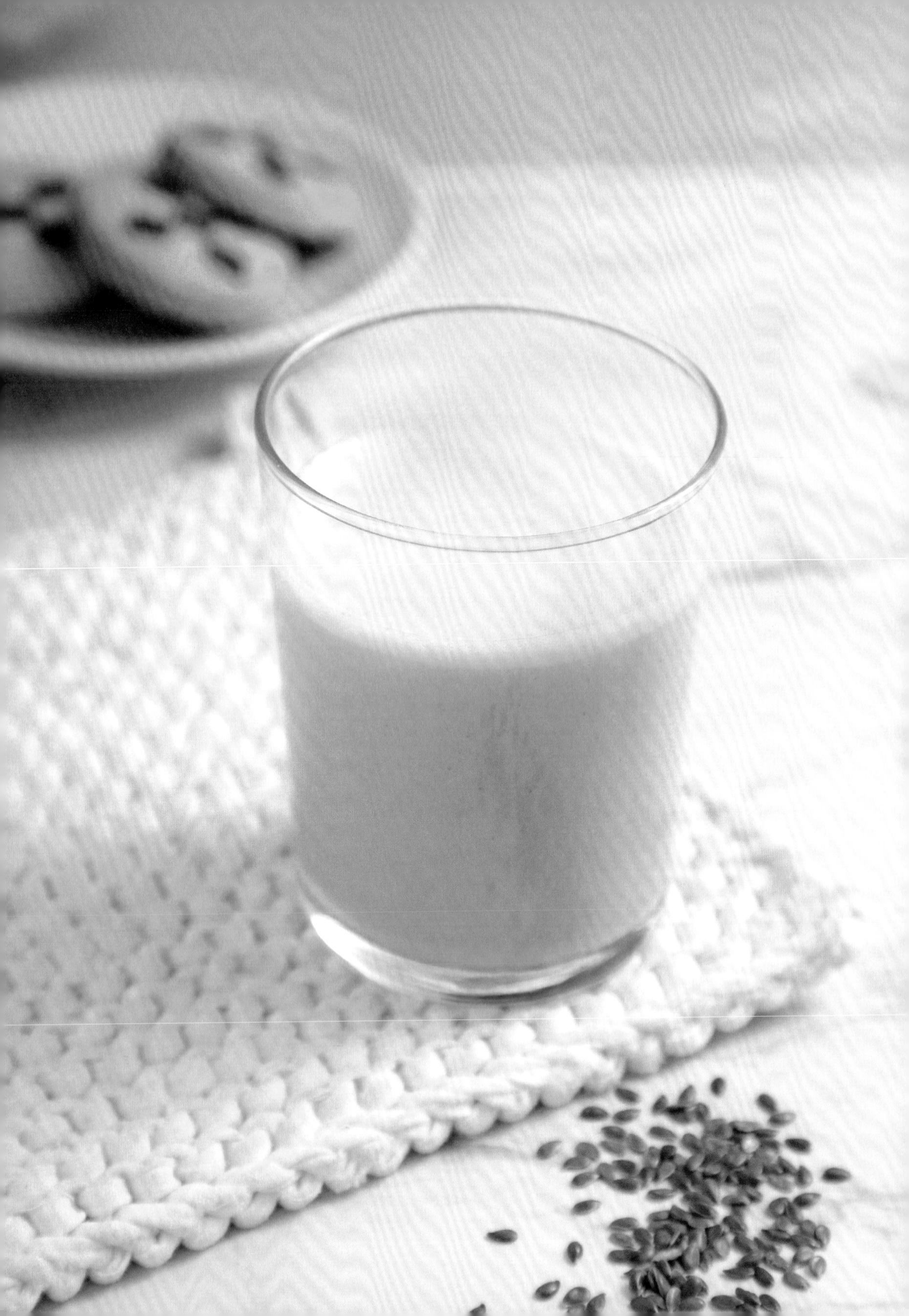

亞麻仁籽奶

營養成分：一整份食譜

熱量
(Kcal)
80

蛋白質
(g)
3

脂肪
(g)
5

淨碳水
(g)
1

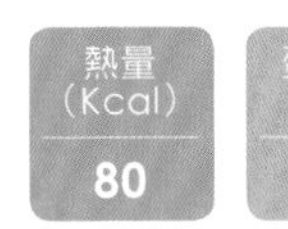

食材

亞麻仁籽 15g（使用原粒、未經烘焙過的亞麻仁籽，褐色或黃金色都可以）
室溫飲用水 300CC
赤藻糖醇 15g

作法步驟

❶ 取一容器快速洗淨亞麻仁籽，把多餘的水倒掉。
❷ 加入室溫飲用水，浸泡 30 分鐘（黏稠是正常現象）。
❸ 浸泡完成後，直接倒入高速調理機中，並加入赤藻糖醇，開高速攪打至看不到顆粒成漿。
❹ 將❸倒入濾袋中（用手擠）過濾掉漿渣，即可享用。

＊如果不喜歡亞麻仁籽的生味，可以慢火加熱再喝，但不建議超過60℃。

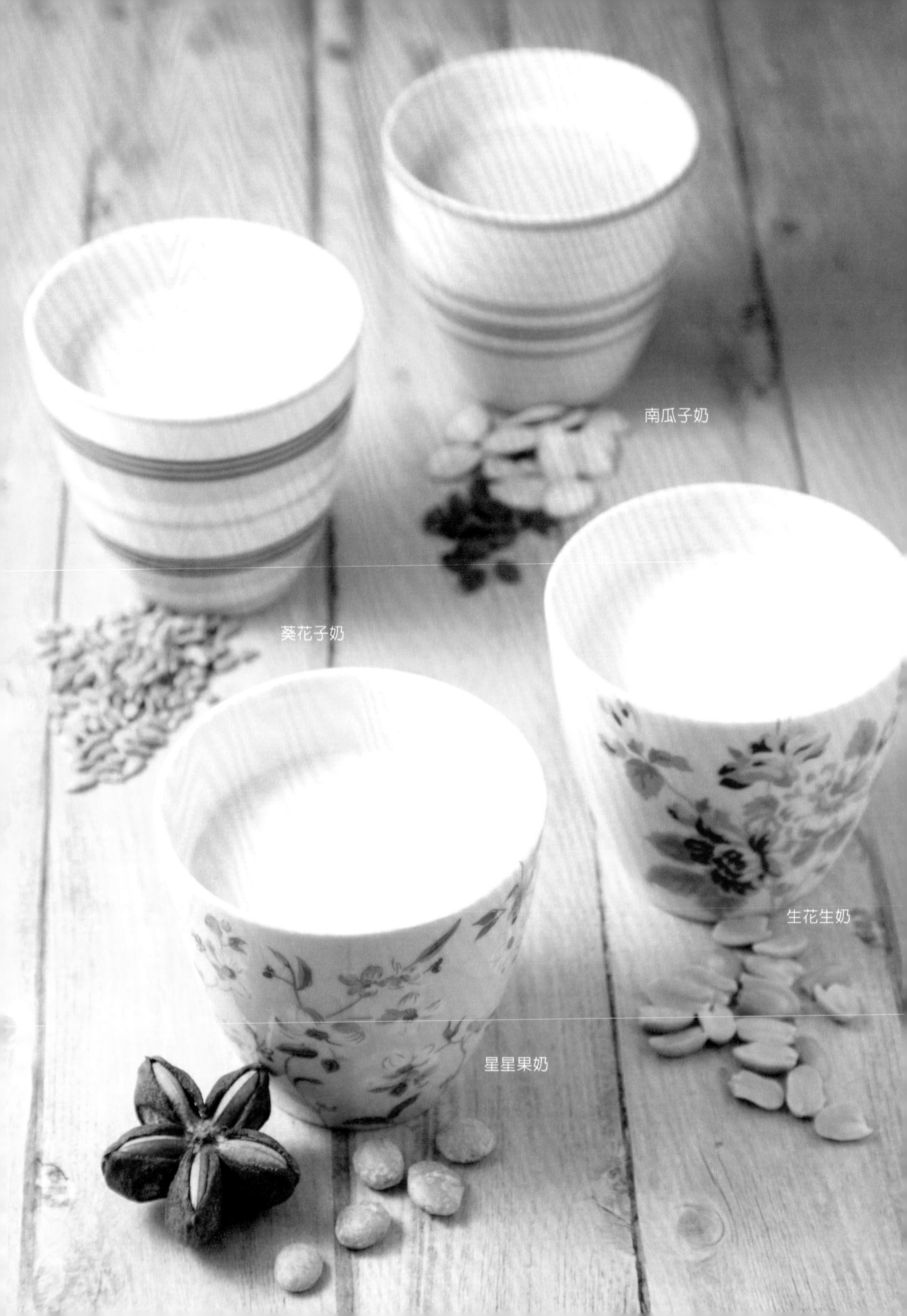
南瓜子奶
葵花子奶
生花生奶
星星果奶

營養成分：一整份食譜

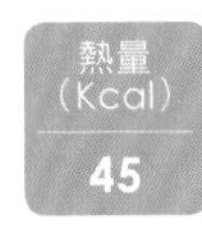
熱量（Kcal）45

蛋白質（g）1

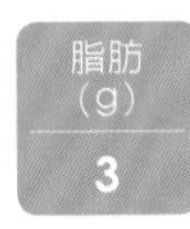
脂肪（g）3

淨碳水（g）2

葵花子奶 Sunflower Seeds Milk

食材

生葵花子 50g
溫開水適量
赤藻糖醇 15g

製作時間 5分鐘
浸泡時間 12小時

南瓜子奶 Pumpkin Seeds Milk

食材

低溫烘焙南瓜子 50g
溫開水適量
赤藻糖醇 15g

製作時間 5分鐘
浸泡時間 12小時

星星果奶 Sacha Inchi Milk

食材

星星果 50g（剝殼低溫烘焙無調味）
溫開水適量
赤藻糖醇 15g

製作時間 5分鐘
浸泡時間 24小時

生花生奶 Raw Peanut Milk

食材

去皮生花生 50g（可以使用帶皮生花生，但成品會不白）
溫開水適量
赤藻糖醇 15g

製作時間 5分鐘
浸泡時間 12小時

作法步驟

1. 取小鍋裝入主食材。
2. 加入室溫飲用水，水量至少要淹過材料（大約 500CC）。
3. 開火煮開後轉小火煮 30 分鐘（總重量約 350g，如果水分過少請加水）。
4. 放涼浸泡如食譜所示的時間（夏天請放冰箱冷藏浸泡）。
5. 浸泡好的材料放入高速調理機中，加入赤藻糖醇。
6. 開高速攪打至看不到顆粒成漿，倒入濾袋中（用手擠），過濾掉漿渣即可。

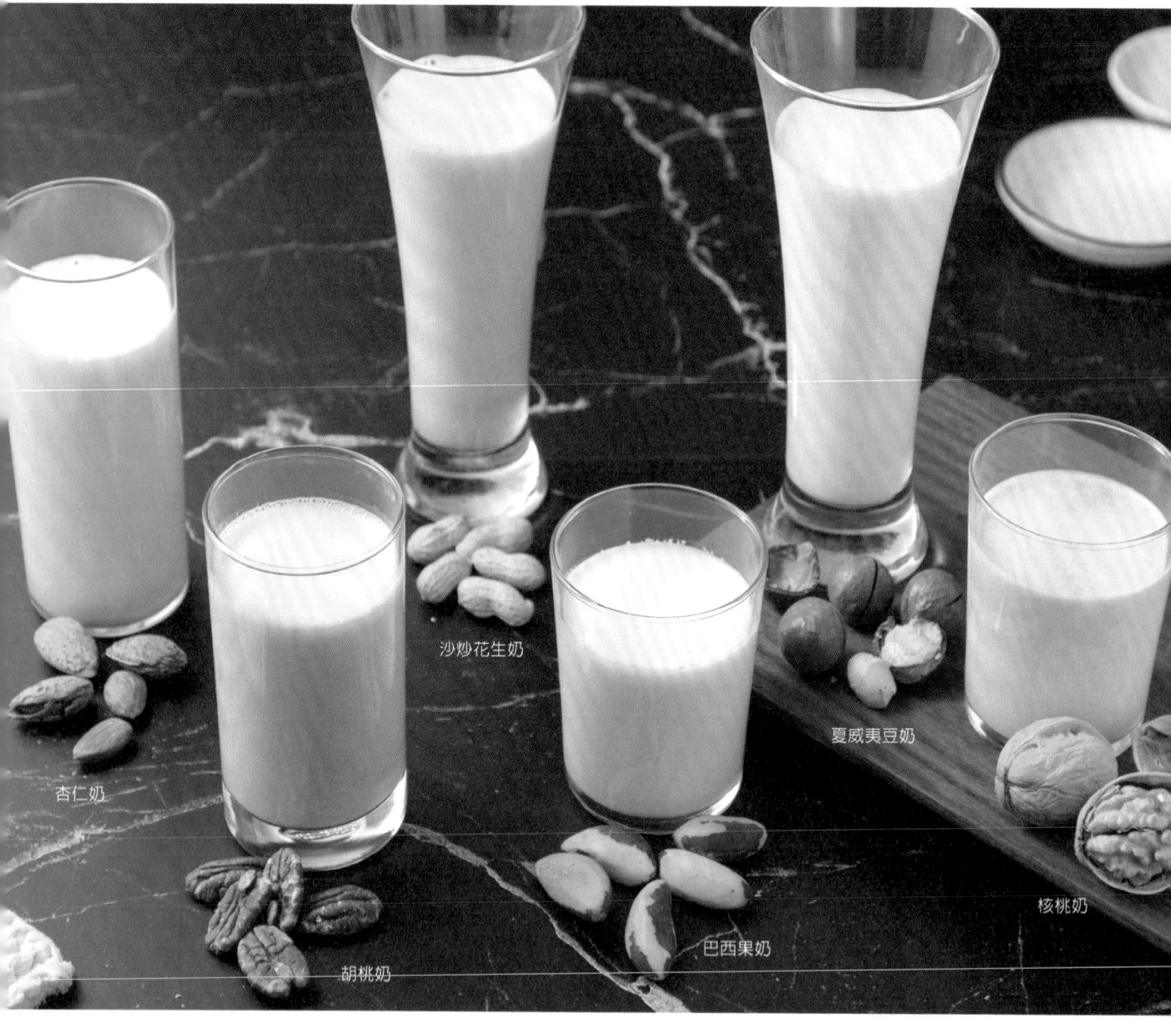
沙炒花生奶
夏威夷豆奶
杏仁奶
核桃奶
巴西果奶
胡桃奶

杏仁奶

營養成分：一整份食譜

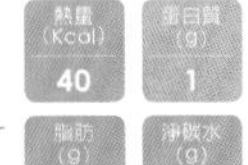

脂肪(g) 3 淨碳水(g) 1

食材

美國杏仁 50g（低溫烘熟無調味，沒有杏仁茶的味道）
溫開水 300CC
赤藻糖醇 15g

製作時間 5分鐘
浸泡時間 12小時

胡桃奶

營養成分：一整份食譜

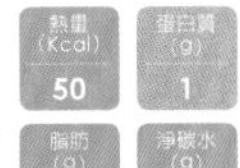

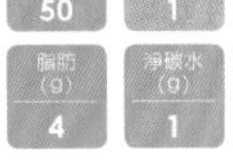

食材

胡桃 50g（低溫烘熟無調味）
溫開水 300CC
赤藻糖醇 15g

製作時間 5分鐘
浸泡時間 12小時

核桃奶

營養成分：一整份食譜

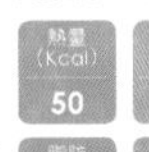

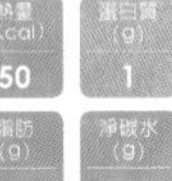

脂肪(g) 3 淨碳水(g) 2

食材

核桃 50g（低溫烘熟無調味）
溫開水 300CC
赤藻糖醇 15g

製作時間 5分鐘
浸泡時間 12小時

巴西果奶

營養成分：一整份食譜

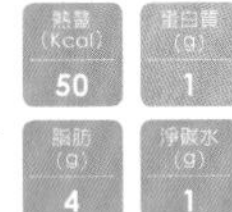

脂肪(g) 4 淨碳水(g) 1

食材

巴西果 50g（低溫烘熟無調味，切碎）
溫開水 300CC
赤藻糖醇 15g

製作時間 5分鐘
浸泡時間 12小時

沙炒花生奶

營養成分：一整份食譜

熱量(Kcal) 45 蛋白質(g) 1
脂肪(g) 3 淨碳水(g) 2

食材

沙炒花生 50g（剝殼低溫烘焙無調味，通常有帶皮，不用去皮）
溫開水 300CC
赤藻糖醇 15g

製作時間 5分鐘
浸泡時間 12小時

夏威夷豆奶

營養成分：一整份食譜

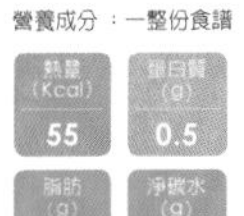

食材

夏威夷豆 50g（低溫烘熟無調味，切成 1/4 大小）
溫開水 300CC
赤藻糖醇 15g

製作時間 5分鐘
浸泡時間 12小時

作法步驟

❶ 取一容器裝入主食材。
❷ 加入室溫飲用水，水量至少要淹過材料（大約 500CC，分量外）。
❸ 浸泡如食譜所示的時間（夏天請放冰箱冷藏浸泡）。
❹ 浸泡完成後，把水倒掉。
❺ 用室溫飲用水再洗淨，將多餘的水分倒掉。
❻ 浸泡好的材料放入高速調理機，倒入溫開水、加入赤藻糖醇，開高速攪打至看不到顆粒成漿。
❼ 將❻倒入濾袋中（用手擠），過濾掉漿渣即可。

＊所有的奶品都可加入適量蒸好的抗性澱粉，如地瓜、南瓜、芋頭等攪打成漿，變幻出各種風味奶品。

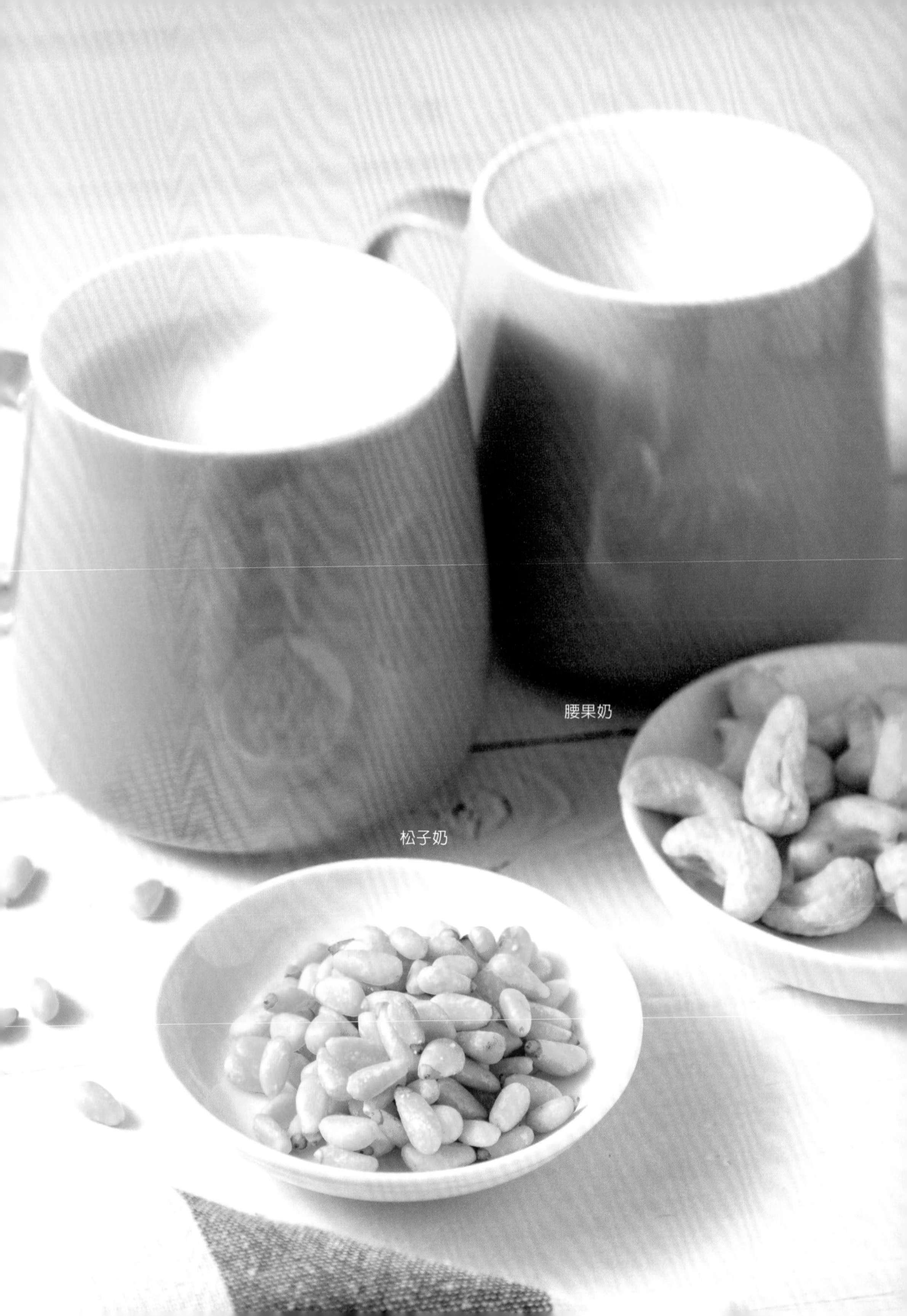
腰果奶
松子奶

營養成分：一整份食譜

松子奶

熱量（Kcal）360

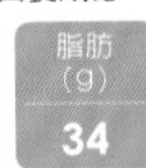

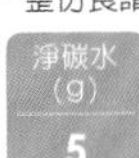

蛋白質
(g)
7

脂肪
(g)
34

淨碳水
(g)
5

製作時間 5分鐘
浸泡時間 6小時

食材

松子 50g（低溫烘焙無調味）
溫開水 300CC
赤藻糖醇 15g

營養成分：一整份食譜

腰果奶

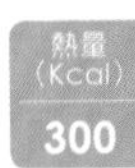

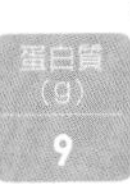

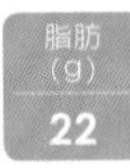

熱量
(Kcal)
300

蛋白質
(g)
9

脂肪
(g)
22
淨碳水（g）15

製作時間 5分鐘
浸泡時間 6小時

食材

腰果 50g（低溫烘熟無調味，一定要用去皮腰果）
溫開水 300CC
赤藻糖醇 15g

作法步驟

❶ 取一容器裝入主食材。
❷ 加入室溫飲用水，水量至少要淹過材料（大約 500CC，分量外）。
❸ 浸泡如食譜所示的時間（夏天請放冰箱冷藏浸泡）。
❹ 浸泡完成後，把水倒掉。
❺ 用室溫飲用水再洗淨，將多餘的水分倒掉。
❻ 浸泡好的材料放入高速調理機中，倒入溫開水，加入赤藻糖醇。
❼ 開高速攪打至看不到顆粒成漿（一定要打到看不到漿渣）。
❽ 不須過濾即可享用。

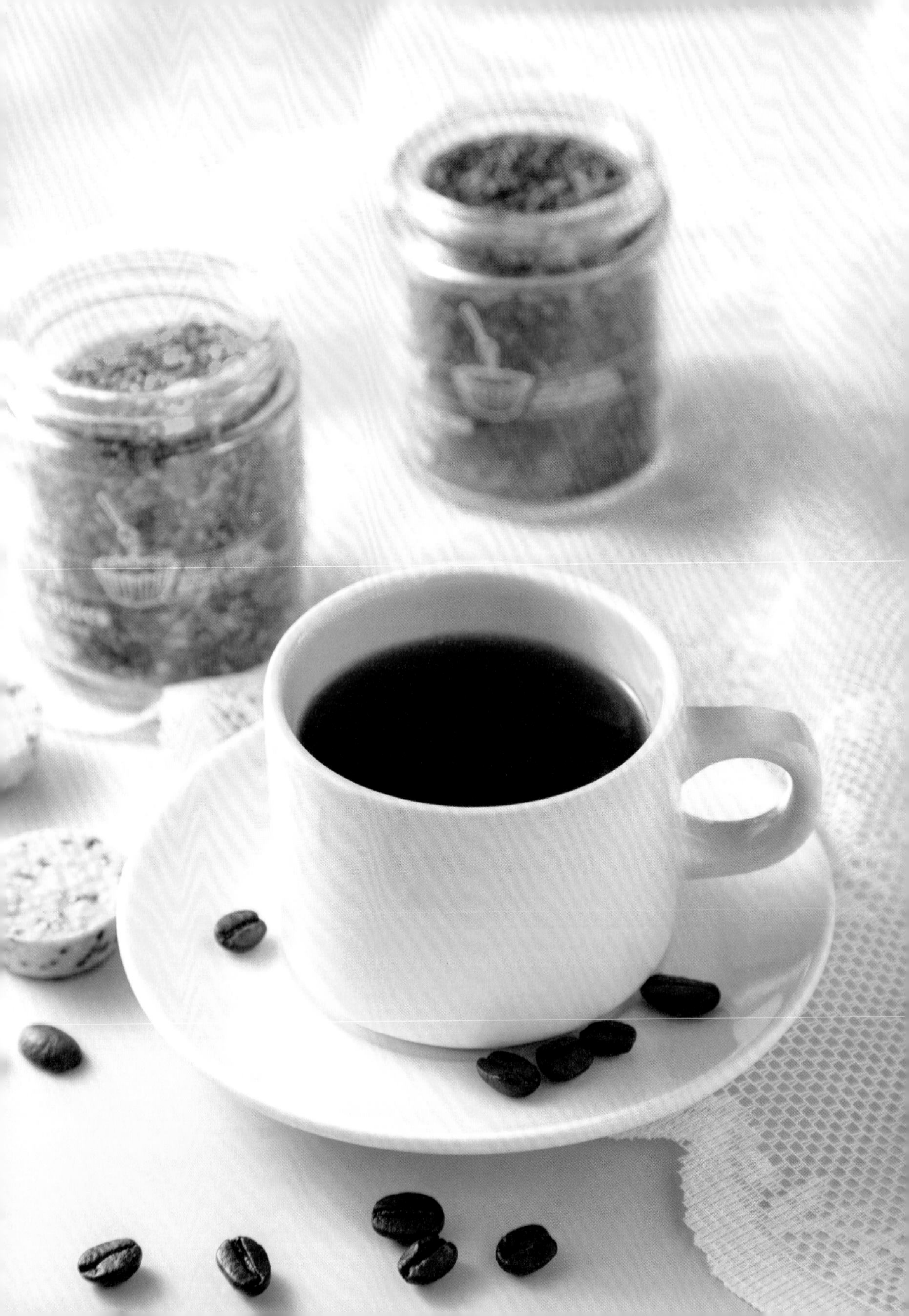

香料咖啡

香料就是讓味蕾跳舞的魔法，在咖啡中加入香料，更是讓每一杯咖啡都飄散著不同的誘人香氣。香料咖啡熱量趨近於黑咖啡，因此不另標示營養成分。

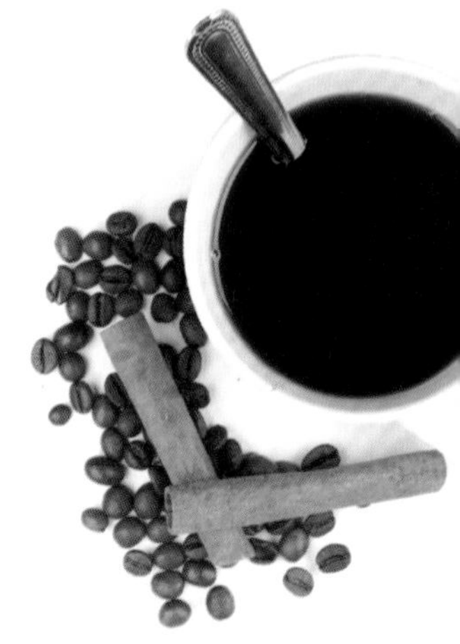

牛蒡咖啡

食材

任何掛耳式咖啡
牛蒡粉 1/4 小匙

作法步驟

❶ 取出掛耳式咖啡，撕開包裝，掛在適合的杯子上。
❷ 在咖啡粉中加入牛蒡粉。
❸ 緩緩沖入熱水，慢慢滴濾出咖啡液即可。

喚醒覺知咖啡

食材

任何掛耳式咖啡
風味材料 1/4 小匙

作法步驟

❶ 取出掛耳式咖啡，撕開包裝，掛在適合的杯子上。
❷ 加風味材料到咖啡粉中。
❸ 緩緩沖入熱水，慢慢滴濾出咖啡液即可。

＊如不想購買風味材料，也可以自行調配，放入薄荷葉、肉桂粉、泰式香料、越式香料等，是一杯香氣迷人的特色咖啡。

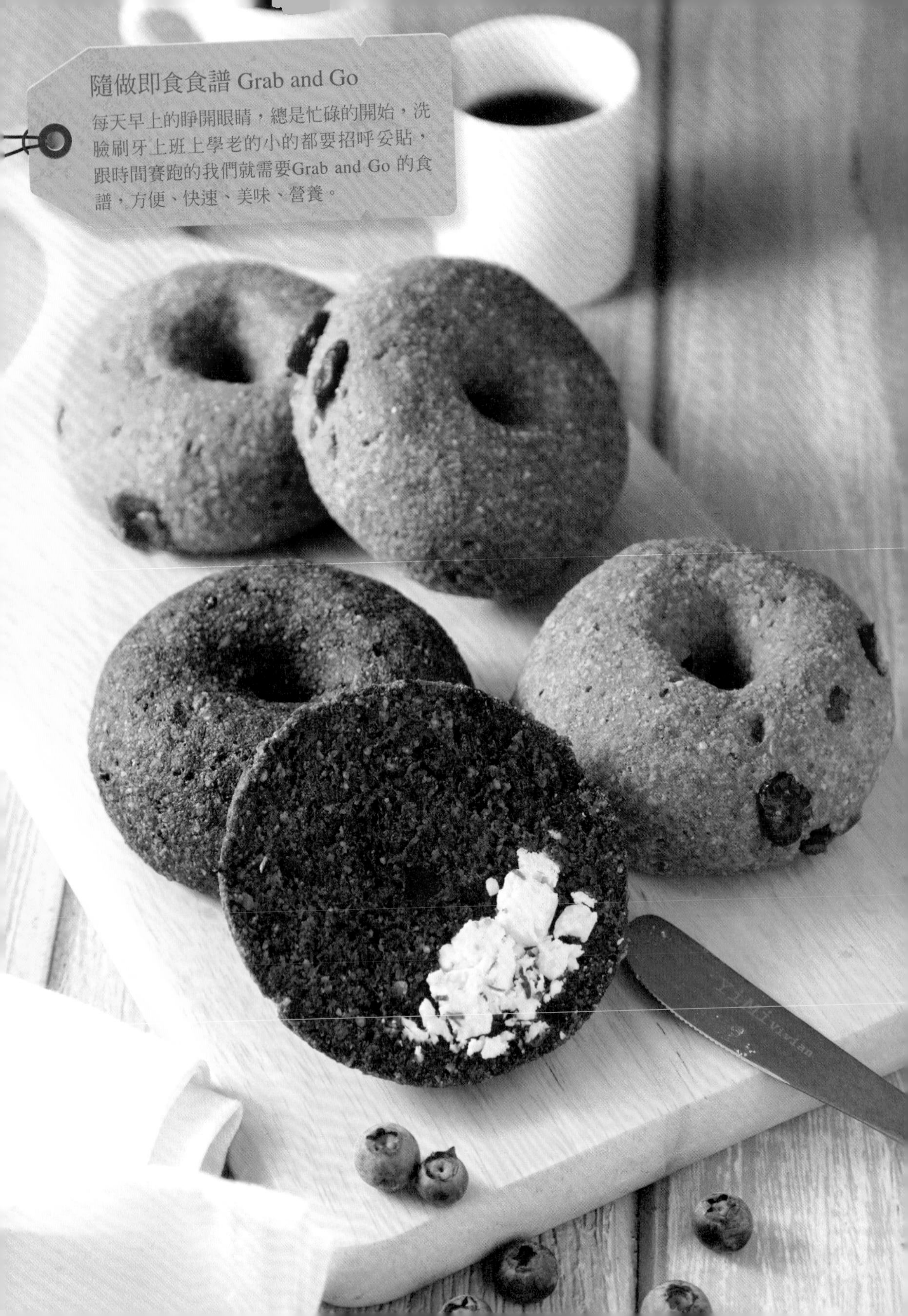
隨做即食食譜 Grab and Go
每天早上的睜開眼睛，總是忙碌的開始，洗臉刷牙上班上學老的小的都要招呼妥貼，跟時間賽跑的我們就需要Grab and Go 的食譜，方便、快速、美味、營養。

藍莓貝果

營養成分：1個藍莓貝果

熱量
(Kcal)
320

蛋白質
(g)
10

脂肪
(g)
7.5

淨碳水
(g)
40

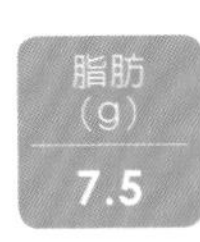

食譜分量 4個
製作時間 120分鐘

食材

熱水 70CC（水溫約 85℃）
冷凍藍莓 180g（請使用冷凍藍莓，避免過度發酵）
莓果口味甜菊糖 10 滴
飲用水 70CC（水溫約 28-30℃）
椰糖 4g（使用一般的糖也可以）
速發酵母 4g
烘焙用杏仁粉 55g
無麩質燕麥麩皮 60g（磨細）
洋車前子粉 55g （磨細）
無麩質多穀物粉 110g （磨細）
無鋁泡打粉 1 小匙 （過篩）
赤藻糖醇 2 大匙 （磨細）
藍莓乾 20g

作法步驟

❶ 用食物調理機將熱水、冷凍藍莓與甜菊糖打成泥，靜置到約 4℃。
❷ 取一容器將飲用水與椰糖充分混合，加入速發酵母靜置 15 分鐘，直到表面出現泡泡。
❸ 將❷加入❶中充分攪拌均勻。
❹ 取另一鋼盆混合烘焙用杏仁粉、無麩質燕麥麩皮、洋車前子粉、無麩質多穀物粉、無鋁泡打粉、赤藻糖醇、藍莓乾。
❺ 將❹倒入❸快速攪拌成團，分成 4 等份，每一等份約 160g（攪拌好的麵團偏硬）。
❻ 將分好的麵團塑形成扁圓形，中央用手指戳一個洞（麵團要緊實、平均、光滑，手微濕可以防止麵團黏手，麵團形狀要高高圓圓的）。
❼ 將塑形好的貝果放在舖上烘焙紙的烤盤上，蓋上保鮮膜靜置 60 分鐘，讓麵團發酵軟化（冬天發酵時間需要久一點）。
❽ 烤箱預熱 200℃，上下火都開。
❾ 用雙手將麵團往中央集中，縮小中央孔洞（這時候麵團會變大、鬆軟）。
❿ 烤盤放入烤箱，上下火都開烤 10 分鐘，只開上火再烤 20 分鐘（不喜歡上色過深，可以適時蓋上鋁箔紙）。

食譜亮點

* 建議放涼後從側面切開，塗上奶油乳酪，口感與美國的貝果相似度比較高。
* 全涼包好放入冷藏，可保存3～4天，冷凍可保存較久（不建議超過10天，冷凍太久會使麵包體脫水變乾），食用前請回溫對切，再送進烤箱烤10分鐘。
* 可以用草莓取代藍莓，太酸的莓果則不適合使用。
* 無麩質多穀物粉可用無麩質燕麥麩皮10g、糙米30g、藜麥20g、小米30g、亞麻仁籽細粉20g打成細粉取代。

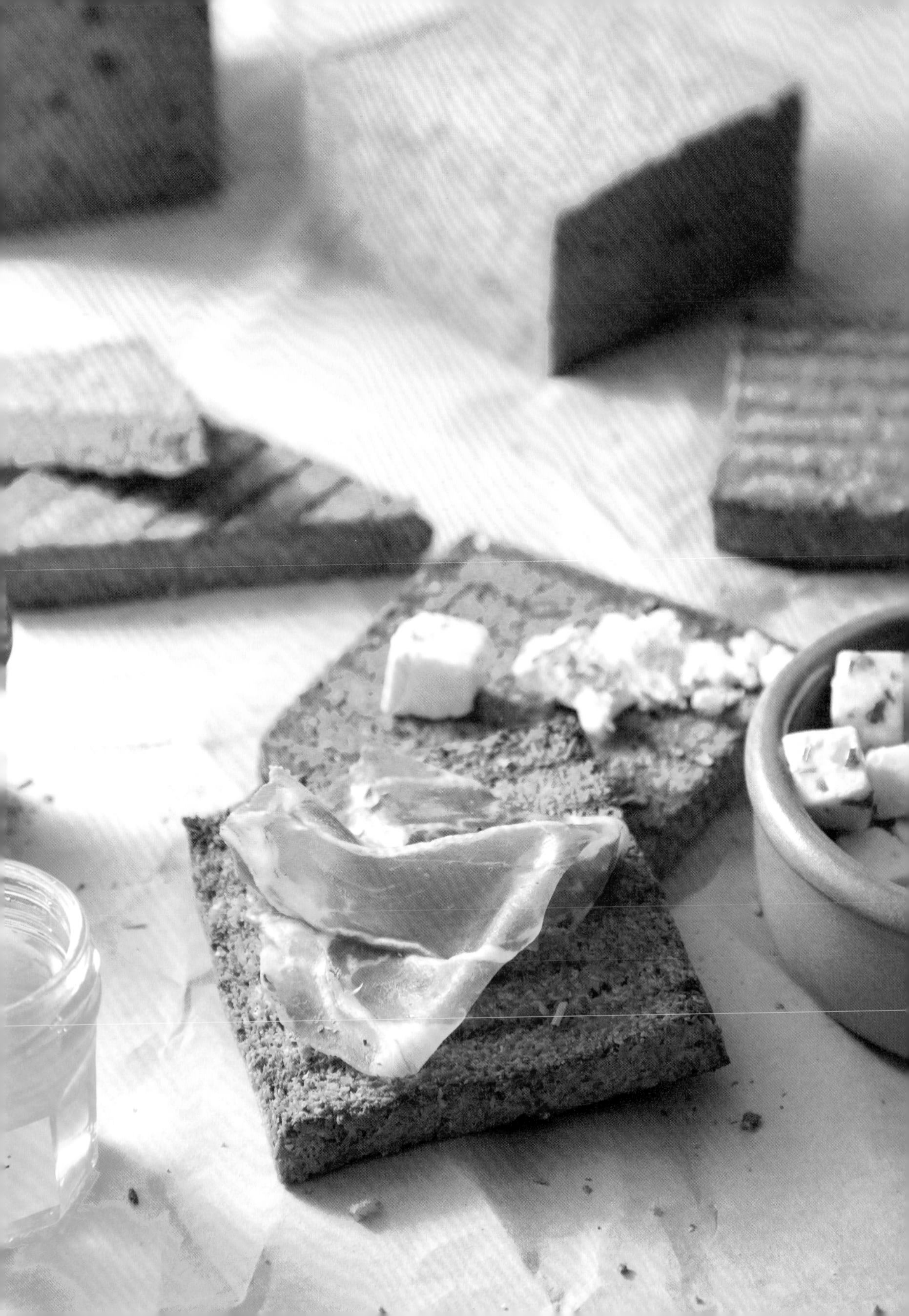

熱壓三明治（一種粉麵包）

營養成分：一整個麵包（7.5×7.5cm）

熱量
(Kcal)
1100

蛋白質
(g)
45

脂肪
(g)
73

淨碳水
(g)
18

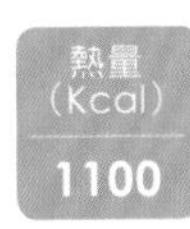

食譜分量 1個
製作時間 70分鐘

食材

亞麻仁籽細粉 200g
赤藻糖醇 1 大匙
海鹽少許
室溫飲用水 200CC

作法步驟

❶ 烤箱預熱 210℃（上下火都開）。
❷ 取一鋼盆倒入亞麻仁籽細粉、赤藻糖醇、海鹽混合均勻。
❸ 倒入室溫飲用水，快速攪拌入模。
❹ 送進烤箱烤 60 分鐘。
❺ 放涼後切片（每一片厚度約 0.5-0.7cm，可呈現最佳的口感）。
❻ 兩片疊在一起放入三明治熱壓機中，壓到上色。
❼ 用已上色的那面相對，夾入自己喜歡的配料，再放入三明治熱壓機中，也壓至上下上色爲止。

食譜亮點

* 只使用一種食材，純素、無蛋、無奶。
* 熱壓至上色會有最好的口感，不熱壓不會好吃。

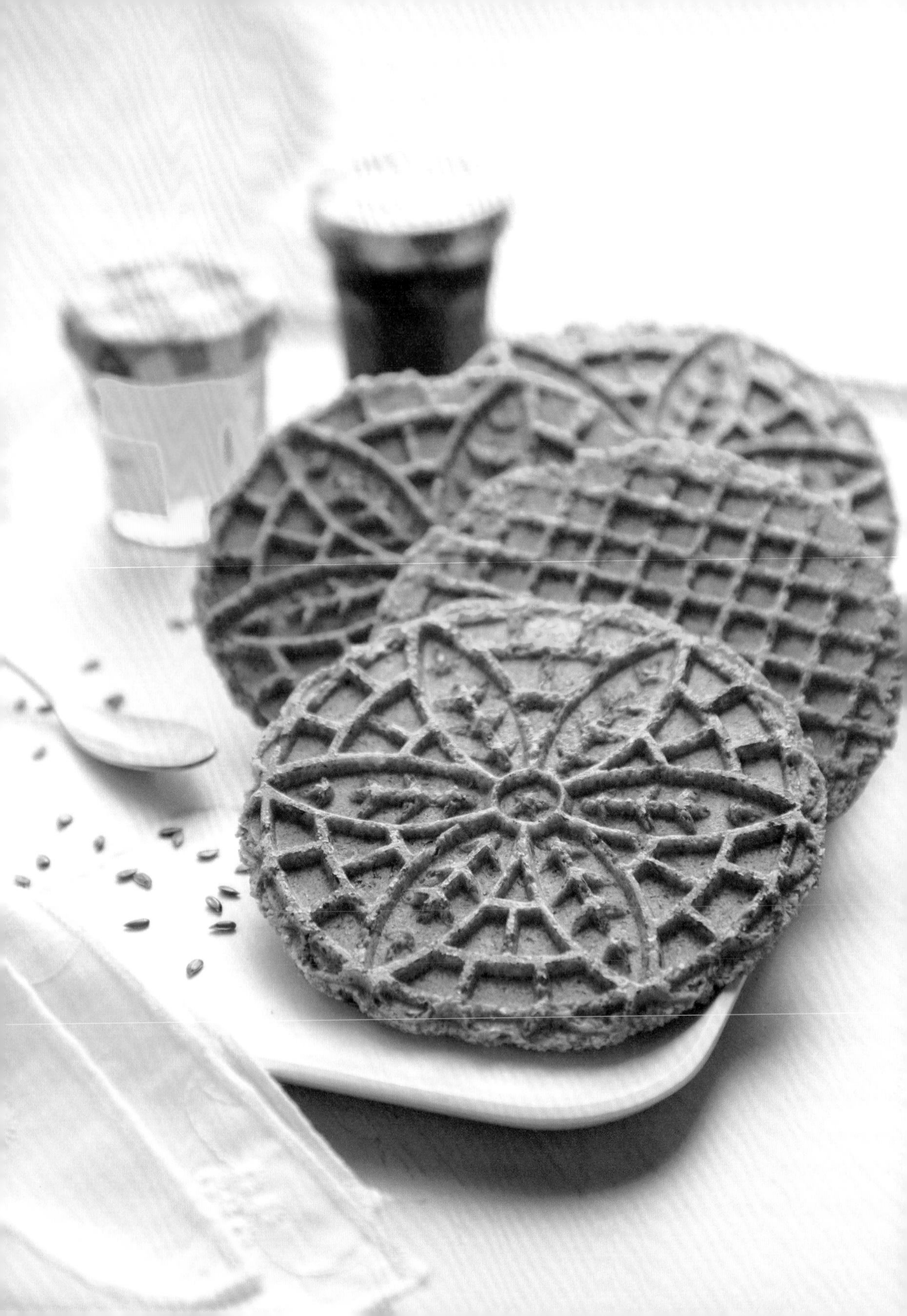

法蘭酥蕾絲脆片

營養成分：一片

食譜分量 4片
製作時間 20分鐘

熱量
(Kcal)
90

蛋白質
(g)
4

脂肪
(g)
6.5

淨碳水
(g)
1.5

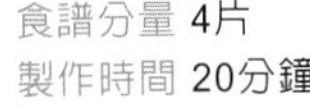

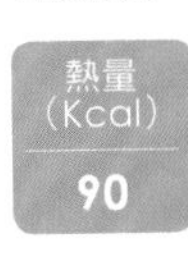

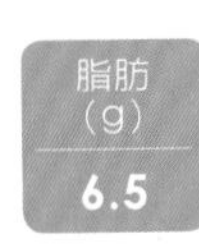

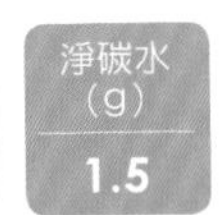

微甜版食材

亞麻仁籽細粉 70g
自製香草精 1 大匙
榛果甜菊糖 5 滴
熱開水 60CC

鹹香版食材

亞麻仁籽細粉 70g
海鹽與自己喜歡的香料適量
熱開水 70CC

作法步驟

❶ 蕾絲烤餅機預熱。
❷ 取一鋼盆倒入亞麻仁籽細粉。
❸ 取另一容器倒入自製香草精、榛果甜菊糖與熱開水攪拌均勻。
❹ 將❷倒入❸中攪拌均勻成團，分成 4 等份，每一等份約 35g。
❺ 將每一等份捏成扁圓形，形狀比烤模稍微小一點，放兩片至烤模中。蓋下烤餅機，同時雙手用力按壓烤餅機數次，把蕾絲餅壓薄（這個動作是成功的關鍵）。
❻ 烤 6 分鐘後掀開散出水氣，再壓下繼續烤 1 ～ 2 分鐘即可（上色越深越苦，請避免烤焦）。

食譜亮點

＊只使用一種食材，純素、無蛋、無奶。
＊非常酥脆，密封可保鮮一週（無須冷藏）。

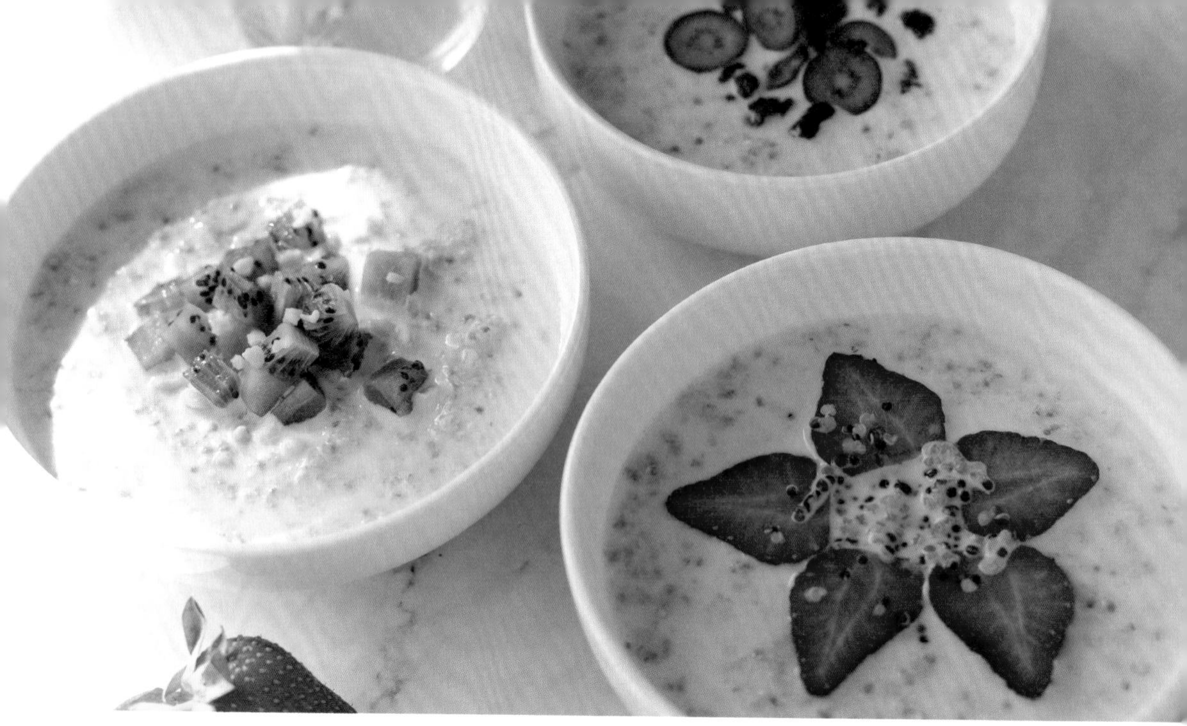

拿了就走燕麥粥

營養成分：一人份
（不含水果）

熱量
(Kcal)
150

蛋白質
(g)
6

脂肪
(g)
6

淨碳水
(g)
15

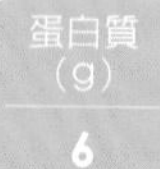

食譜分量 1杯
製作時間 3分鐘

食材

任何奶品 150CC（這裡用杏仁奶算營養成分）
燕麥麩皮 25g（不用磨細）
奇亞籽 5g（不用磨細）
赤藻糖醇 1/2 大匙（可以調整甜度）
各式水果

作法步驟

❶ 取一容器倒入奶品。
❷ 加入燕麥麩皮、奇亞籽和赤藻糖醇，攪拌均勻。
❸ 放入冰箱冷藏 6 小時。
❹ 取出後放上莓果或自己喜歡的水果即可。想吃熱的可以隔水加熱後再食用。

食譜亮點

＊純素、無蛋、無奶。
＊只需前一天晚上花三分種，簡單方便、美味百分百的燕麥粥食譜。

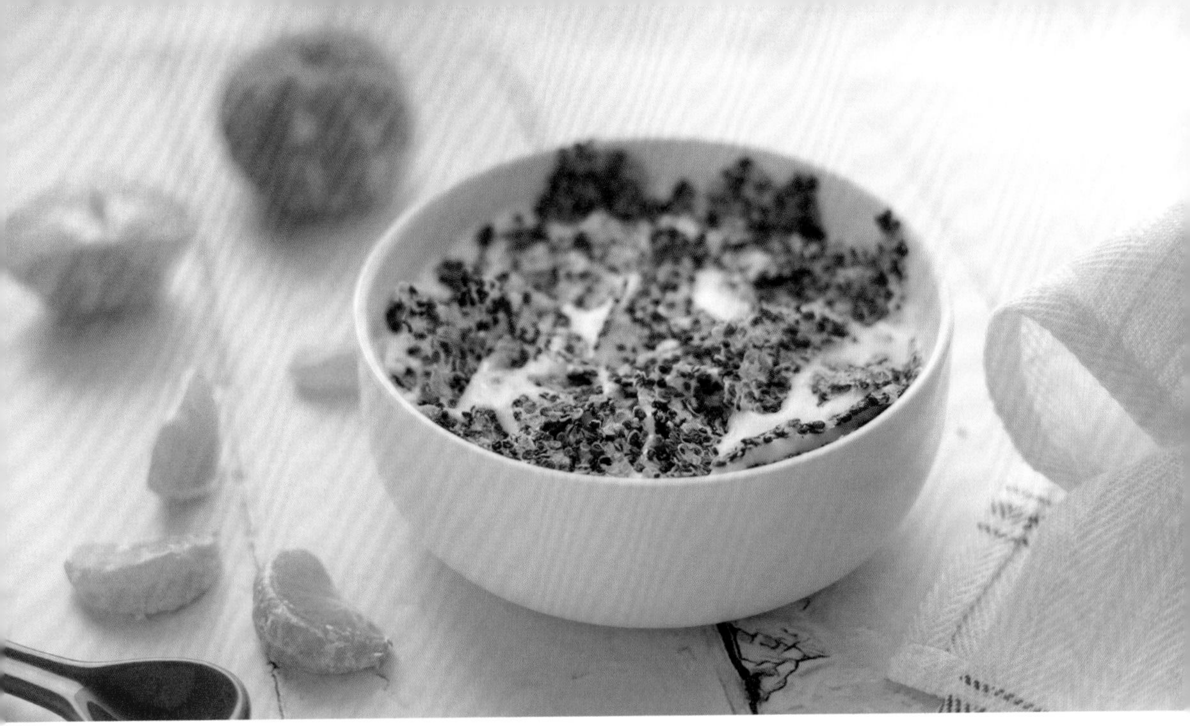

藜麥喜瑞兒早餐穀片

營養成分：一整份食譜

熱量
(Kcal)
70

蛋白質
(g)
3

脂肪
(g)
1

淨碳水
(g)
12

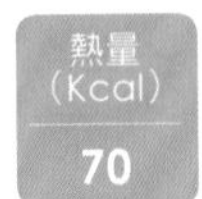

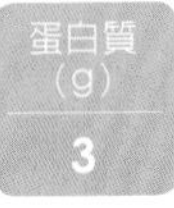

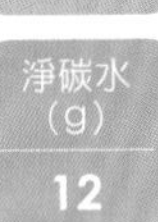

食譜分量 一整份食譜
製作時間 30分鐘

食材

藜麥（已經煮熟） 60g

作法步驟

❶ 烤箱預熱 140℃，上下火都開。
❷ 將剛煮好的藜麥平攤在一張烘焙紙上，再蓋上一張烘焙紙。
❸ 用擀麵棍擀平，放入烤箱中。
❹ 15 分鐘後取出上層的烘焙紙，再繼續烤 15 分鐘即可（擀得越薄，烤的時間越短）。
❺ 剝碎加入植物奶食品。

食譜亮點

* 全涼後密封可以室溫保鮮7天。
* 簡單好吃，口感酷似喜瑞兒脆片，可以撒在沙拉上或泡在奶品裡都很美味。

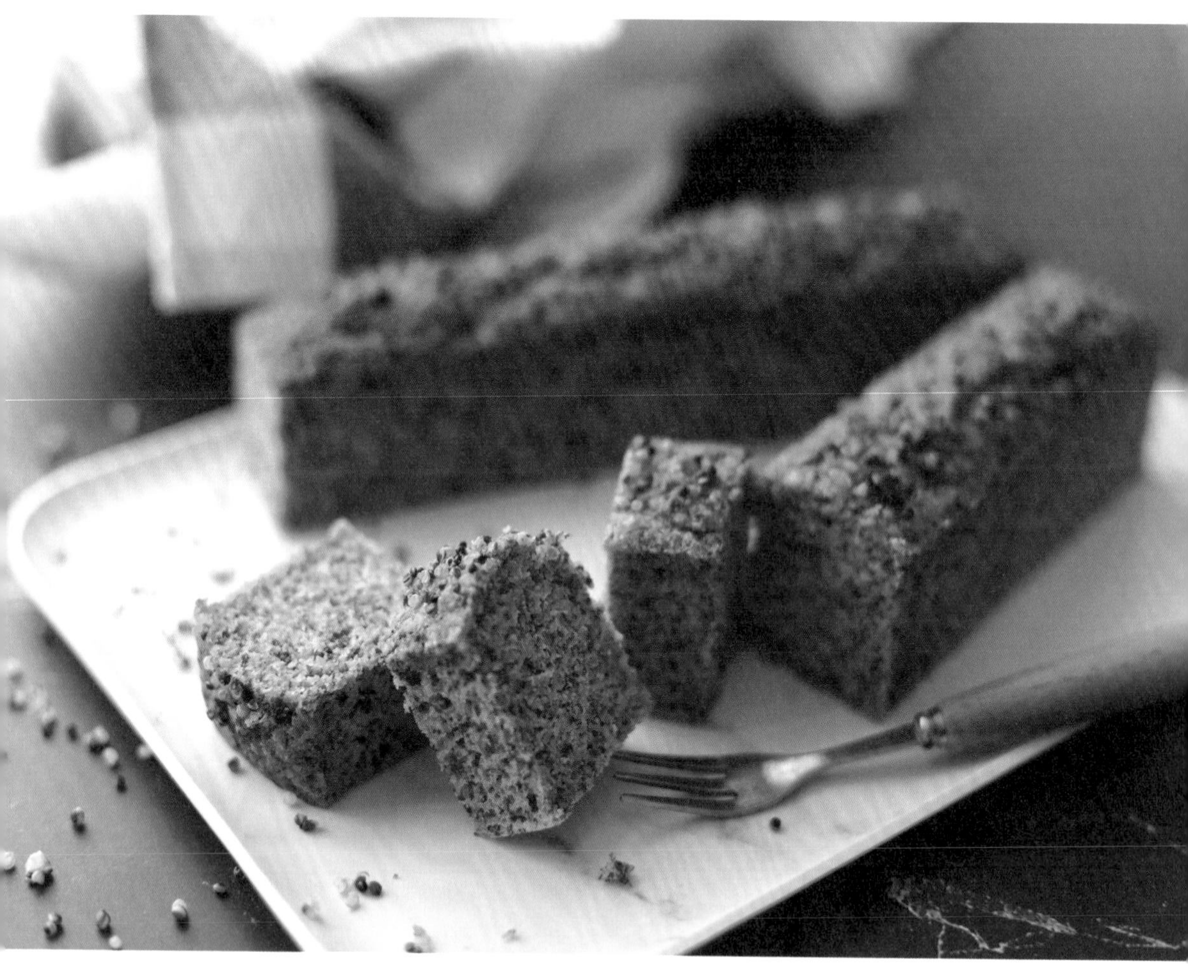

萬種風情藜麥蛋糕

營養成分：一整份食譜

食譜分量 2條
製作時間 50分鐘

熱量
(Kcal)
1050

蛋白質
(g)
50

脂肪
(g)
66

淨碳水
(g)
45

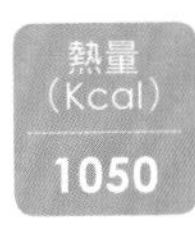

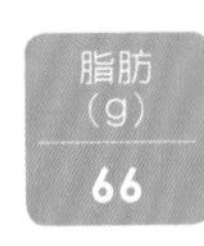

食材

藜麥片 60g（可以用任何煮熟穀物、種子、堅果類替換，也可以省略）
烘焙用杏仁粉 60g
黃金亞麻仁籽細粉 60g
無鋁泡打粉 1 又 1/2 小匙
赤藻糖醇 5 大匙（可自行增減用量）
雞蛋 120g（室溫）
室溫飲用水 170CC
香草精 1/2 大匙

作法步驟

❶ 烤箱預熱 190℃，上下火都開。
❷ 取一鋼盆將藜麥片、烘焙用杏仁粉、黃金亞麻仁籽細粉、無鋁泡打粉、赤藻糖醇充分混合均勻。
❸ 取另一鋼盆充分混合雞蛋、室溫飲用水與香草精。
❹ 將❷倒入❸中，攪拌均勻。
❺ 倒入不沾烤模（長 20.5cm，寬 4cm，高 4cm）中，烘烤 30 ～ 40 分鐘即可。

食譜亮點

＊可依照自己所需攝取的營養成分調整藜麥的配方，百變實用、絕不失敗的食譜。
＊自製堅果飲濾掉的渣渣無須烤乾，也可以加進來取代藜麥（一份食譜添加30g）。
＊無額外添加其他食用油的蛋糕食譜。

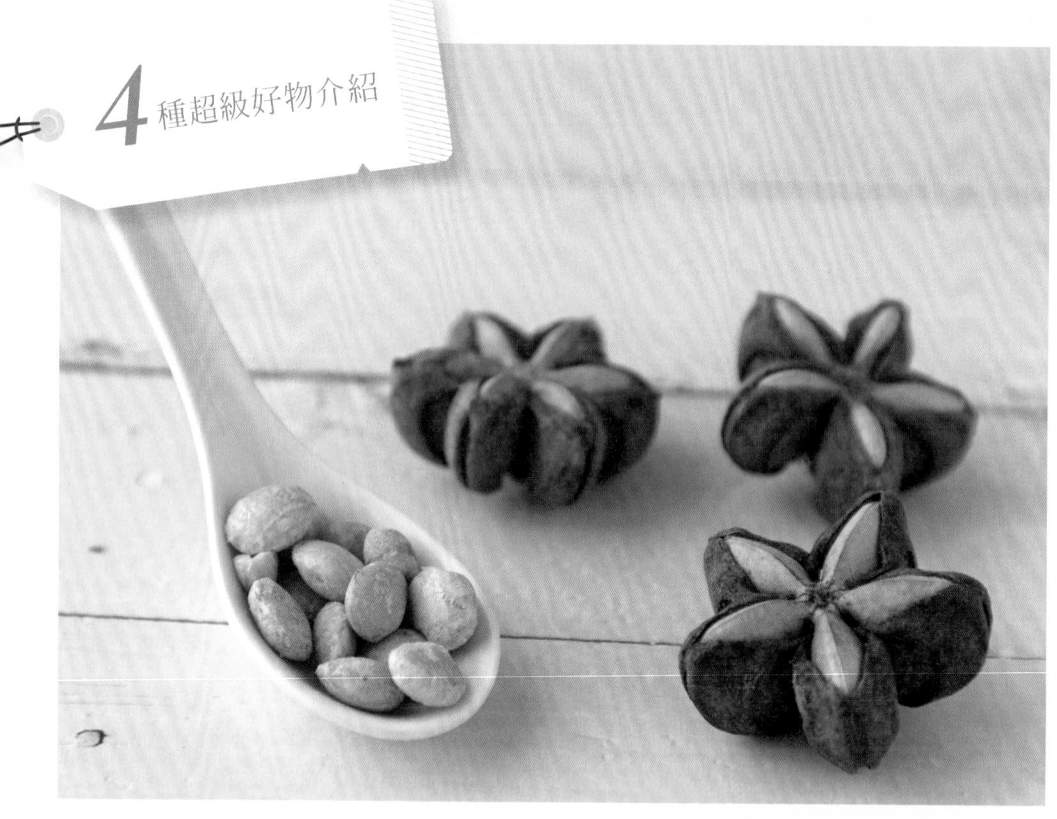

印加果（Sachi Inchi）

印加果又稱星星果，原生長於南美洲安第斯山脈地區，推估於三千年前，印加人崇敬的神祇爲太陽神，而印加果實外型就是神賜星芒，所以印加帝國皇室、貴族、女眷均視印加果爲美療聖品，有內服英勇外敷美麗的奇效。

印加果主要生長在日照充足、冬暖夏涼、且排水良好的地區。來自純淨無污染土地所種植出來的印加果，營養成分含量最高。

印加果含好油與好蛋白質，每100公克的印加果約含20公克的Omega-3與23公克的蛋白質。購買烘熟的印加果果實及種籽，可以自己在家做出帶著淡淡的人參味道的植物奶品，補充優質蛋白質。對於恢復活力與喚回天然自癒力，是一個很好的選擇。

品牌：澤承油豐
電話：0800-500-896
廠商：澤承生醫有限公司
原產地：台灣本土自種

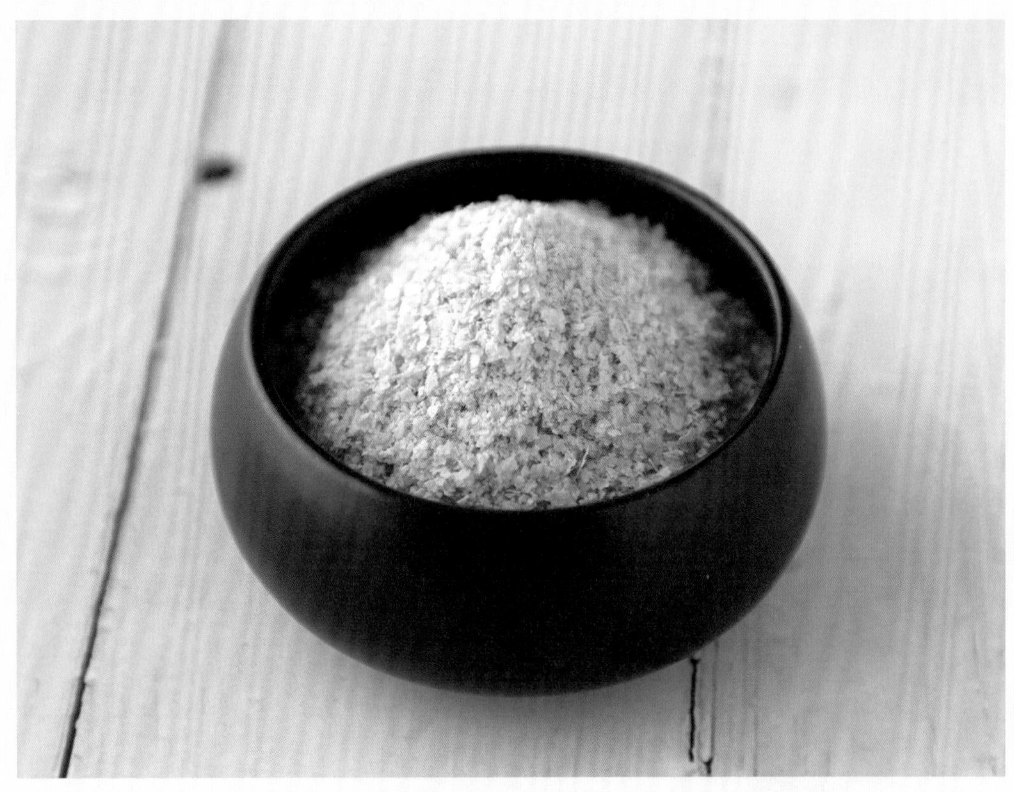

莧菜籽（Amaranth）／莧籽片（Amaranth Flakes）

源自南美洲安德斯高山地的莧菜籽，是鹼性最強的穀物，被證明是含有20種全套胺基酸的罕見穀物，也是聯合國合格認定的高營養超級食物，被尊封爲「穀王」。

莧籽麩不含麩質，高蛋白、高鐵、高鈣的營養價值對女性、銀髮族、身體虛弱者尤其適合，莧菜籽還含名爲鯊烯的成分，能有效抗氧化、減少體內自由基、減緩皮膚老化。

每100公克的莧籽約含14公克蛋白質，鈣質是牛奶的 3 倍；富含鐵、鎂、鋅等礦物質，也含有大量的維生素 B 群及維生素 C，所以常被素食者用來補充蛋白質。煮熟的黃金莧籽口感近似明太子的 Q 彈，因爲不太好咀嚼，所以常被做成即食莧菜籽片。

莧菜籽片可以添加在任何飲品中，沾上蛋液做成麵衣口感更是一絕，用烤的或用氣炸鍋調理都會呈現鹽酥雞口感，酥香好吃。

品牌：德逸Dr OKO
電話：03－3181639
進口商：擁潔股份有限公司
原產地：祕魯

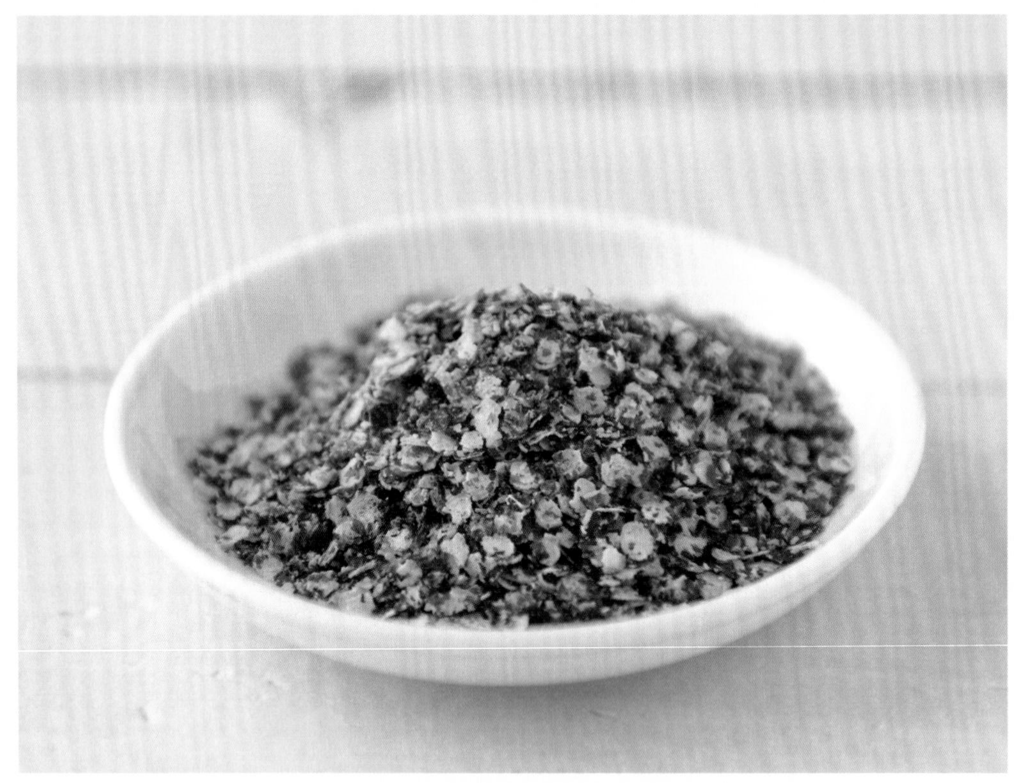

即食藜麥片（Quinoa Flakes）

藜麥是一種南美洲高地特有的穀類，原產於安地斯山脈，營養價值豐富，而且不含麩質。與一般的穀類相比，藜麥中的錳含量是最高的，在消化吸收過程中發揮很大的助益，並且幫助提升抗氧化力。

藜麥有黑、紅、黃 3 種顏色，顏色越深口感越硬，顏色越淺口感越溫潤，所以在市面上常見的三色混合藜麥，是爲了平衡口味，將美味最大化。

其中紅藜麥的鉀含量非常高，是燕麥的12倍，腎臟功能不佳者需注意食用量。

每100公克的藜麥約含13公克的蛋白質，煮熟後搭配任何自己喜歡的食物都適合。

即食藜麥片是用熟的藜麥壓平烘乾製成，口感酥脆，可以加到任何飲品、湯品、沙拉中，增添口感風味與顏色，做成蛋糕也非常好吃。

品牌：無添加的100%藜麥片都可以選購
原產地：祕魯居多

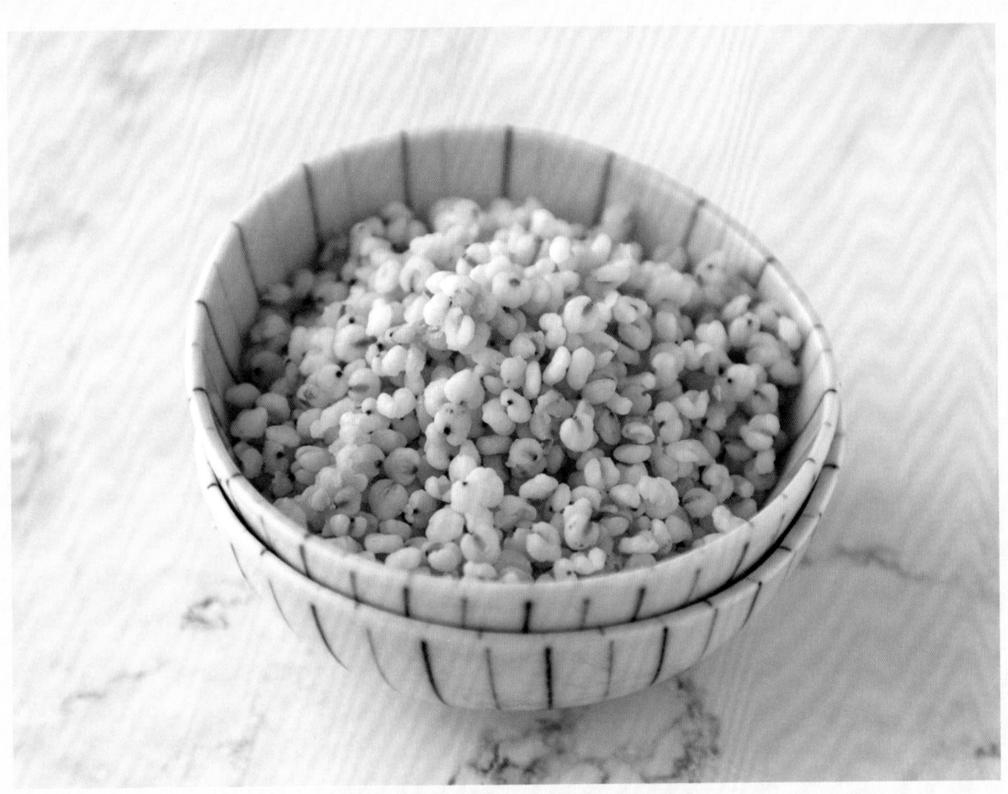

高粱米（Sorghum）

本草綱目所謂「五穀之精，百穀之長」，指的就是高粱米。高粱米沒有甚麼味道，因爲有涼血解熱止渴的功效，適合夏季食用；高粱中還含有粗纖維，能改善糖耐量、促進腸蠕動、防止便秘，對於需要控糖、降糖的人來說，是可以選擇的健康穀物之一。

每100公克的高粱米約含11公克的蛋白質，與白米不同的是，高粱米需要把外殼完全去除乾淨，以色白爲最佳品質，才適合烹煮後食用，取代米飯。

煮熟的高粱米呈現一顆一顆散開的狀態，因爲口感較粗硬，所以需要增加咀嚼的次數，可以有效滿足口腔的咬合欲望。

品牌：不限
原產地：中國居多

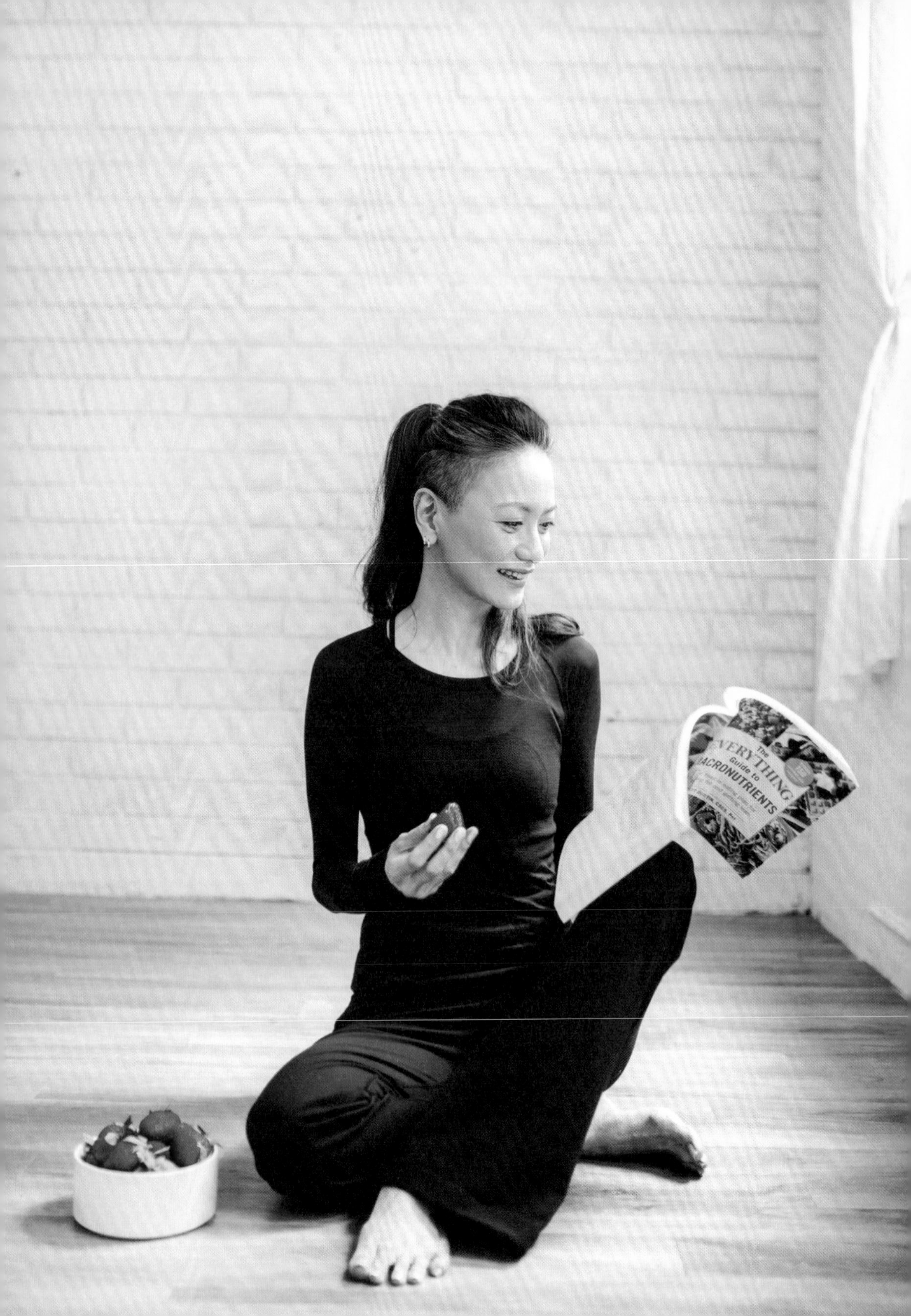
The
EVERYTHING
Guide to
MACRONUTRIENTS

Eurasian Publishing Group
圓神出版事業機構
用心與你對話．網野無限寬廣
如何出版社
Solutions Publishing

www.booklife.com.tw reader@mail.eurasian.com.tw

Happy Body 182

田安石的碳水循環飲食法：
寫給因為生酮、減醣、瘦身而心累的你

作　　者／田安石
顧　　問／黑哲教練
攝　　影／賴小路攝影師（人物）．謝文創攝影工作室（食譜）
發 行 人／簡志忠
出 版 者／如何出版社有限公司
地　　址／台北市南京東路四段50號6樓之1
電　　話／（02）2579-6600．2579-8800．2570-3939
傳　　真／（02）2579-0338．2577-3220．2570-3636
總 編 輯／陳秋月
主　　編／柳怡如
專案企畫／賴真真
責任編輯／柳怡如
校　　對／田安石．柳怡如．丁予涵
美術編輯／金益健
行銷企畫／詹怡慧．曾宜婷
印務統籌／劉鳳剛．高榮祥
監　　印／高榮祥
排　　版／莊寶鈴
經 銷 商／叩應股份有限公司
郵撥帳號／18707239
法律顧問／圓神出版事業機構法律顧問　蕭雄淋律師
印　　刷／龍岡數位文化股份有限公司
2020年5月　初版

定價390元　ISBN 978-986-136-548-0

最新最時尚的飲食趨勢——碳水循環飲食法的時代已經悄悄到來，爲我們鋪好了美健飲食的繽紛之路。它能讓你的生命多一些自由，讓食物多一些選擇，讓吃飽少一些束縛，讓自信多一些燦爛。

——《田安石的碳水循環飲食法》

國家圖書館出版品預行編目資料

田安石的碳水循環飲食法：寫給因為生酮、減醣、瘦身而心累的你 / 田安石著. -- 初版. -- 臺北市：如何，2020.05
192 面；17×23公分 --（Happy body ；182）

ISBN 978-986-136-548-0（平裝）
1.健康飲食 2.食譜
411.3　　109003182

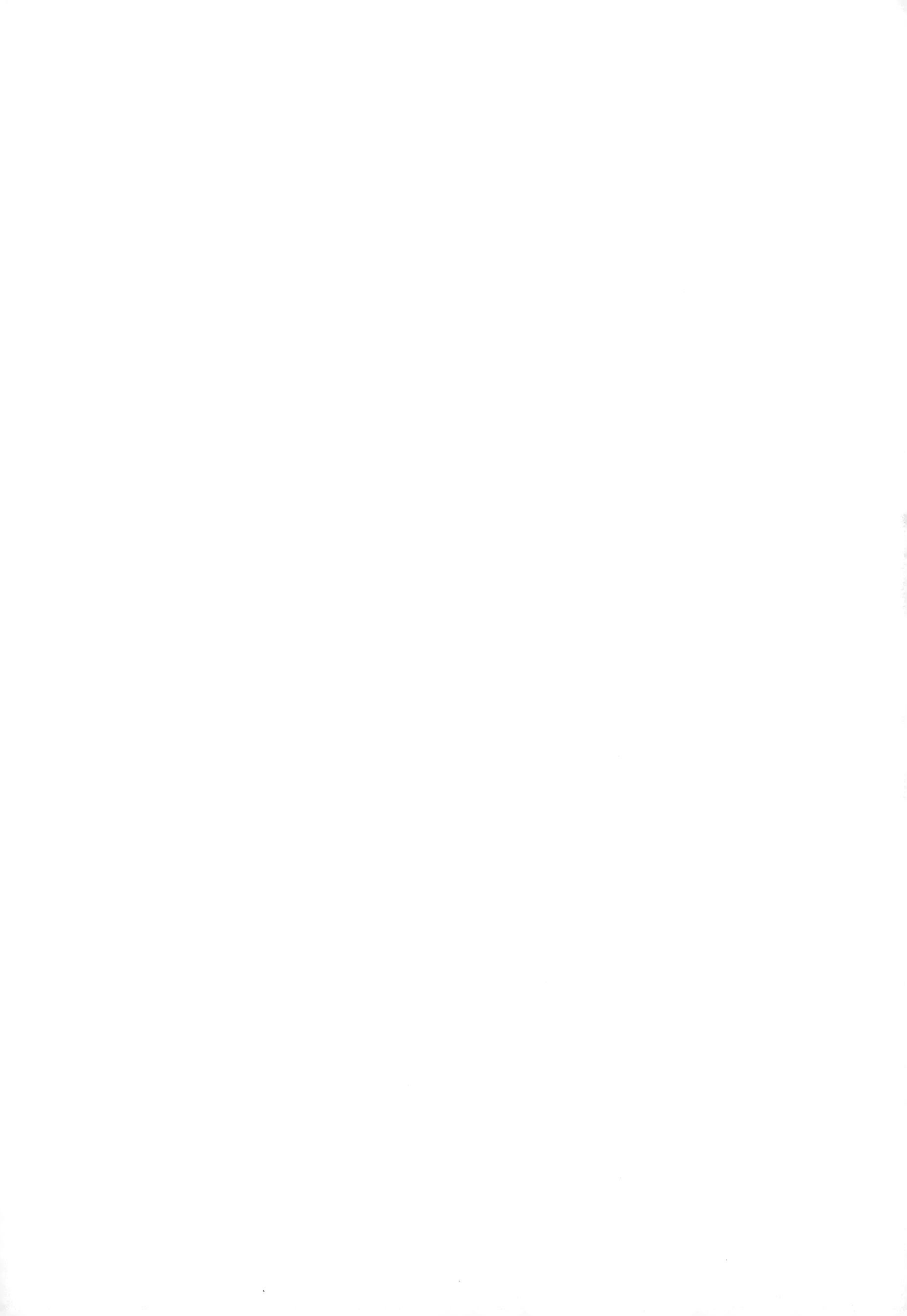